# HYPNOBIRTHING

## ENTSPANNT, ANGSTFREI UND SCHMERZFREI GEBÄREN

Wie Sie Ihr Schmerzempfinden positiv beeinflussen können und Ängste abbauen, um eine angenehme, sanfte und natürliche Geburt zu erleben

MADELYN ROSE

ISBN: 9798720175603

# INHALTSVERZEICHNIS

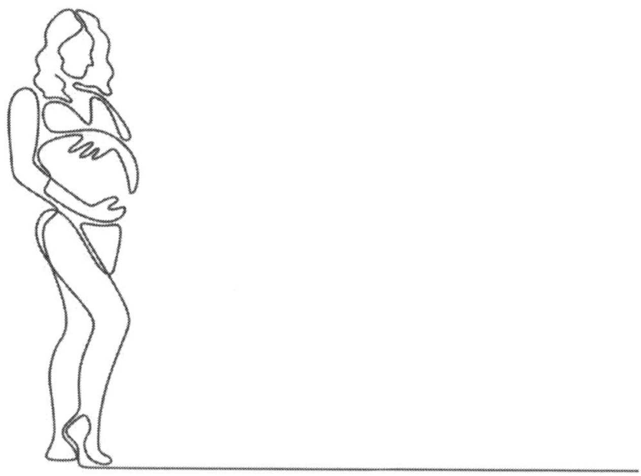

# EINLEITUNG

Die Schwangerschaft und die Geburt sind zwei wunderbare Ereignisse, die Ihr Leben verändern werden. Wie schön ist es da, wenn Sie eine Methode kennen, die Sie in einen entspannten Zustand bringt, sodass Sie diesen Übergang besonders bewusst, zufrieden und intensiv erleben – eine Methode, mit der Sie sich unbeschwert auf die Geburt freuen, anstatt sich mit Sorgen und Ängsten herumplagen zu müssen. Diese Methode nennt sich Hypnobirthing oder nach Ihrer Begründerin Marie F. Mongan auch die Mongan-Methode. Sie gibt Ihnen das Werkszeug an die Hand, mit dem Sie die Erfahrungen Ihrer Geburt und Schwangerschaft selbst steuern können. Sie allein entscheiden, ob Sie verkrampft oder entspannt sind, ob Sie Angst haben oder Vertrauen und Zuversicht Ihre Gedanken und Handlungen leiten.

Es ranken sich viele furchterregende Mythen, Vorstellungen und Glaubenssätze um die Geburt. Es lohnt sich, sie zu hinterfragen und sie als das zu sehen, was sie sind, nämlich einfach nur *Glaubens*sätze. Mit Hypnobirthing lösen Sie nicht nur negative Glaubenssätze und in unserer Kultur verankerte Missverständnisse über die Geburt auf. Sie konditionieren mit verschiedenen Entspannungs- und Visualisierungstechniken Ihren Geist und Körper darauf, zu erkennen, dass Schmerz, Angst und Anspannung nicht im Programm des Körpers vorgesehen sind, wenn er seine natürlichen Funktionen ungestört ausüben darf. Abgerundet werden die effektiven Übungen mit Tipps zu Ernährung und Bewegung, da nur in einem gesunden Körper die in diesem Buch beschriebenen Visualisierungen, Atemtechniken und Entspannungsübungen die maximale Wirkung entfalten. Geist und Körper sind eine komplex zusammenarbeitende Einheit. Sie lassen sich nie trennen und isoliert voneinander betrachten. Freuen Sie sich also auf ein ganzheitliches Programm, mit dem Sie Ihre Schwangerschaft und Geburt so erleben können, wie Sie es sich wünschen.

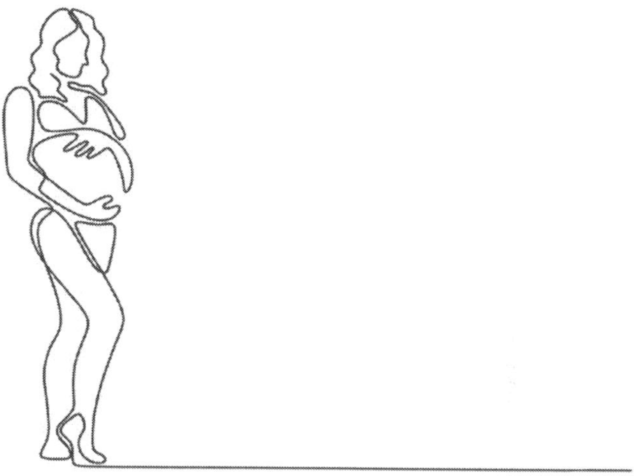

# WAS IST HYPNOSE?

Hypnose ist kein schlafähnlicher Zustand, wie lange Zeit angenommen wurde. Ein Mensch unter Hypnose ist in einer tiefenentspannten Trance, in der er über das Unterbewusstsein Zugang zu seinem Inneren erhält und dabei wach und aufmerksam ist. Bestimmt haben Sie in Ihrem Alltag schon einmal einen tranceartigen Zustand erlebt, etwa wenn Sie in ein Buch oder eine Aufgabe vertieft waren oder aus dem Zugfenster geschaut und Tagträumen nachgehangen haben. Die Hypnose fühlt sich ähnlich an, ist aber auf ein bestimmtes Ziel gerichtet. Sie lenken in tiefer Entspannung Ihre Aufmerksamkeit von außen nach innen und auf das Ziel, das Sie erreichen möchten. Dabei werden Sie entweder durch einen Therapeuten in einer Praxis oder über eine CD zu Hause angeleitet. Konkrete Ziele, die Sie in einer Hypnose verfolgen können, sind abzunehmen, mehr Selbstvertrauen zu gewinnen oder Alltagsängste zu mindern. Zu diesem Zwecke werden bestimmte Suggestionen verwendet.

Der Hypnosetherapeut nutzt die Tiefenentspannung des Klienten, um seine persönlichen Stärken und Bewältigungsstrategien zu aktivieren, die er im Alltag gar nicht oder zu wenig nutzt. Schließlich trägt jeder Mensch die Fähigkeit in sich, Stress und Ängste abzubauen, sich seiner Selbst bewusst zu werden, Allergien zu heilen und unerwünschte Gewohnheiten zu ändern. Hypnose und Selbsthypnose sind keine neuen Techniken. Wir alle können uns von Natur aus selbst hypnotisieren und unser Inneres auf gewünschte Zustände programmieren.

Oft kombinieren Therapeuten die Hypnose mit weiteren Verfahren wie der Verhaltenstherapie oder tiefenpsychologischen Methoden. Als eigenständige Therapie ist die klinische Hypnose oder Hypnotherapie jedoch seit 2006 offiziell in Deutschland als psychotherapeutische Methode anerkannt.

## EINE KURZE GESCHICHTE DER HYPNOSE

Die Anfänge der Hypnose liegen im 18. Jahrhundert. Während sie davor noch als Magie angesehen wurde, entwickelte Franz Anton Mesmer nun die Theorie des animalischen Magnetismus. Sein Ziel war es, die Körpersäfte und Körperkräfte zu harmonisieren, die ins Ungleichgewicht geraten waren. Mesmer sah dieses Ungleichgewicht als Ursache für jede Art von Krankheit. Durch das sogenannte Mesmerisieren wollte er eine Harmonisierung und Gesundung des Körpers erreichen. Worte spielten dabei noch keine große Rolle. Mesmer versuchte dagegen mittels streichender Bewegungen knapp über dem Körper eine Trance herzustellen und magnetische Kräfte, die er als heilsam ansah, auf den Patienten zu übertragen. Mit diesem naturwissenschaftlichen Ansatz gilt Mesmer als Begründer der Hypnotherapie.

Den eigentlichen Begriff Hypnose prägte jedoch erst James Braid im 19. Jahrhundert. Die Anwendung der Hypnose im medizinischen Bereich fand erst Mitte des 19. Jahrhunderts durch James Esdaile statt. Er betäubte vor Operationen die Patienten mittels Hypnose und ersparte ihnen den Einsatz von Anästhetika. Dadurch senkte er die Sterblichkeitsrate erheblich.

Ende des 19. Jahrhunderts erreichte die Hypnose die nächste Entwicklungsstufe mit Jean-Martin Charcot, der sie als „passagere hysterie“ bezeichnete, in die man die Patienten versetzen kann. Nach seiner Ansicht war es der Hypnotiseur, der die Qualität der Hypnoseerfahrung bestimmt. Charcots Schüler Sigmund Freud und Pierre Janet befassten sich weiter mit Hypnose. Auch sie glaubten, dass der Trancezustand abhängig von der Autorität des Therapeuten ist. Heilung war für sie die Folge einer Umprogrammierung durch das Einreden der erwünschten Dinge. Diese Methode wirkte aber nicht bei jedem Menschen gleich gut und war damit in ihren Ergebnissen nicht reproduzierbar. Reproduzierbarkeit von Ergebnissen ist aber das Hauptkriterium für die Qualität einer Methode. Ohne diese Voraussetzung werden neue Therapien in der Medizin nicht anerkannt. Aus diesem Grund ebbte Freuds und Janets Interesse an der Hypnose bald ab. Die Methode war nun fast nur noch Gegenstand wissenschaftlicher Experimente und Diskussionen.

Erst nach dem zweiten Weltkrieg wurde die Hypnose wieder als Therapie genutzt, um posttraumatische Belastungsstörungen zu behandeln.

Die moderne Hypnotherapie wurde von Milton Erikson entwickelt. Er war selbst an Kinderlähmung erkrankt und litt unter chronischen Schmerzen. Erikson suchte nach einer Methode, die sich mehr an die individuellen Bedürfnisse und Umstände der Menschen anpasst und differenzierter ist. Er sah den Menschen als ein Individuum, das bereits alle Ressourcen zur Veränderung und Heilung in sich trägt. Er müsse meist nicht angeleitet werden und neu lernen, um Probleme zu lösen. Eriksons zentraler neuer Ansatzpunkt war, dass nicht nur eine Therapie und eine Vorgehensweise für jeden Menschen geeignet ist und der Therapeut immer wieder anders auf seine Patienten eingehen muss. Diese und weitere Ansichten Eriksons hatten großen Einfluss auf andere Therapierichtungen.

## WIE FÜHLT SICH HYPNOSE AN?

Das ist sicher eine Frage, die die meisten Menschen beschäftigt, die zum ersten Mal eine Hypnotherapie machen wollen. Viele haben Angst vor Kontrollverlust oder glauben nicht, dass sie sich in Trance versetzen lassen können. Hypnose wirkt auch heute noch wie Zauberei auf uns und Magie ist etwas, vor dem Menschen einen großen Respekt haben. Respekt im positiven Sinne sollte dieser wunderbaren Methode auch gezollt werden. Angst müssen Sie jedoch nicht haben.

Vergleichen Sie eine Hypnotherapie oder Selbsthypnose zu Hause bitte nicht mit Bühnenshows, die darauf abzielen, besonders spektakulär und vielleicht auch ein wenig unheimlich zu sein. Hypnose oder Trance können Sie mit dem Zustand kurz vor dem Einschlafen und kurz nach dem Aufwachen vergleichen. Sie wissen, wo Sie sich befinden und nehmen Ihre Umgebung noch wahr. Dabei sind Sie ganz entspannt und dösen oder tagträumen vor sich hin.

Auch bei der Hypnose haben Sie, um sich tiefer entspannen zu können, die Augen geschlossen, sind aber gleichzeitig wach und bei Bewusstsein. Dabei hören Sie die sanfte Stimme der Therapeutin oder des Therapeuten und können natürlich auch selbst sprechen. Zu keinem Zeitpunkt geben Sie die Kontrolle der Sitzung aus der Hand und könnten diese zu jeder Zeit beenden. Sie befinden sich einfach in einem sehr entspannten Zustand, in dem Ihre Aufmerksamkeit ganz nach innen gerichtet ist und Sie höchstkonzentriert sind. Diese tiefe körperliche und geistige Entspannung ist die Grundvoraussetzung, um neue positive Bilder und Veränderungen zu etablieren. Sie müssen auch keine Sorge haben, dass Sie dem Therapeuten Dinge erzählen, die Sie nicht erzählen möchten. Sie haben während der gesamten Hypnose Macht über Ihren Geist und Ihren Körper. Das müssen Sie auch, damit Sie ganz bewusst auf Ihre inneren Ressourcen zugreifen und positive Veränderungen bewirken können. Keinem anderen Menschen außer Ihnen wäre das möglich, denn es geht um Ihre ureigenen Fähigkeiten, Probleme zu bewältigen.

## MYTHEN UND MISSVERSTÄNDNISSE

Wie in Kapitel „Wie fühlt sich Hypnose an?“ bereits erwähnt, haben viele Menschen falsche Vorstellungen von Hypnose. Es gibt immer noch gewisse Mythen über Hypnose und Hypnotherapie, die ich in diesem Kapitel gerne näher beleuchten und über die ich aufklären möchte.

Mythos I: In der Hypnose gibt man seinen freien Willen ab.

Mythos II: Hypnose ist eine Art Tiefschlaf, bei dem man nichts um sich her mitbekommt.

Mythos III: Nach einer Hypnose erinnert man sich an nichts mehr

## WIDERLEGUNG VON MYTHOS I

Wenn Sie bei der Hypnose Ihren freien Willen verlieren würden, wäre diese Therapie gefährlich und schon längst verboten. Die Vorstellung, dass ein Hypnotiseur seinen Klienten irgendwelche Gedanken oder Handlungen aufzwingt, ist reine Fiktion aus Büchern oder Filmen. Kein Hypnotiseur gewinnt Kontrolle über sie. Es ist einfach Ihr Unbewusstes, das stärker in Erscheinung tritt und Ihr Bewusstsein dazu veranlasst, Kontrolle an das Unterbewusstsein abzugeben.

## WIDERLEGUNG MYTHOS II

Es kann passieren, dass Sie während der Hypnose auch mal einschlafen. Das liegt an dem tiefenentspannten Zustand, den Sie erreichen. Das eigentliche Ziel der Hypnose ist aber, dass Sie sich entspannen und dabei wach und klar bleiben, um so Zugang zu Ihren unbewussten Ressourcen zu finden.

## WIDERLEGUNG MYTHOS III

Natürlich können Sie sich an alles, was Sie während der Hypnose erlebt haben, erinnern. Ganz selten sind einige Bilder und Gedanken nach der Hypnose nicht mehr so scharf vor Ihrem geistigen Auge sichtbar wie während der Hypnose. Sie können sich aber sicher sein, dass Sie sich an die wesentlichen Erfahrungen erinnern können. Um das zu festigen, sprechen Hypnotherapeuten nach der Sitzung mit Ihren Klienten über Ihre zentralen Erlebnisse.

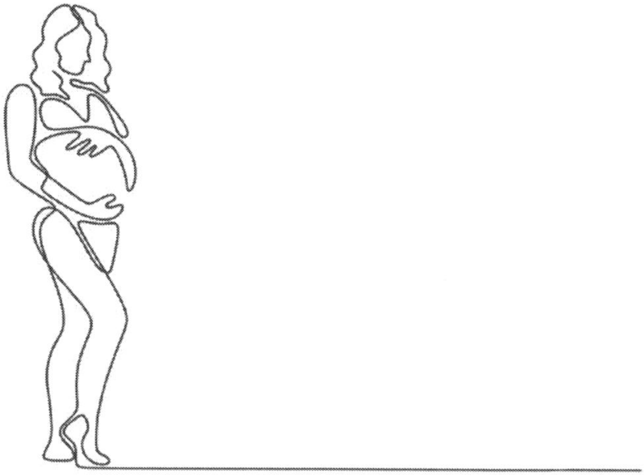

# WAS IST HYPNOBIRTHING?

Hypnobirthing ist nicht nur eine Methode für eine entspannte Geburt, sondern vor allem die Grundeinstellung, dass eine Geburt ein natürlicher Vorgang ist und die Körper der Mutter und des Kindes instinktiv wissen, wie sie auf sanfte und natürliche Weise geschieht. Im Gegensatz zur allgemeinen Auffassung muss eine Geburt nicht stressig, schmerzhaft und anstrengend sein, wenn die Mutter und die Geburtsbegleiter auf den natürlichen Ablauf vertrauen. Mit Hypnobirthing gewinnen Sie das Urvertrauen in sich und den

Geburtsvorgang zurück – ein Vertrauen, das seit tausenden von Jahren in uns ist. In unserer heutigen Zeit ist es nur etwas verschüttet und muss wieder heraufgeholt werden.

Worum genau geht es aber nun beim Hypnobirthing? Die Methode wurde Ende der 1980er Jahre in den USA von Marie F. Mongan entwickelt. Sie basiert, wie der Name schon verrät, auf Hypnose, genauer gesagt auf der Selbsthypnose. Hypnobirthing stützt sich auf die These des englischen Geburtshelfers Dr. Grantly Dick-Read, der von 1890 bis 1959 lebte. Für ihn war klar, dass Frauen die Angst vor einer schmerzhaften Geburt hatten, sich nicht entspannen können. Daher liegt der Fokus von Mongans Methode auf dem Abbau von Ängsten mithilfe von Hypnose-Techniken. Dabei handelt es sich jedoch nicht um eine von Therapeuten geführte Hypnose, sondern um eine Selbsthypnose, die ausgebildete Hypnobirthing-Trainer lehren.

Sie dürfen sich diese Selbsthypnose nicht so vorstellen, dass Sie in eine Trance geraten, in der Sie nicht mehr bewusst erleben können, was geschieht. Vielmehr kommen Sie in einen Zustand der Tiefentspannung, den Sie vom Lesen eines Buches oder vom Anblick eines Kaminfeuers her kennen. In diesem entspannten Zustand nehmen Sie die Geburt Ihres Kindes ganz bewusst wahr. Auch nach der Geburt kann der positive Effekt des Hypnobirthing anhalten. Sie erholen sich schneller und gehen viel entspannter mit Ihrem neugeborenen Kind um, was sich äußerst positiv auf die Bindung zwischen Ihnen und Ihrem Kind auswirkt.

Die Mongan-Methode wird seit Jahrzehnten erfolgreich in den USA angewendet. Und auch in Deutschland gibt es seit Erscheinen des Buches von Marie F. Mongan in deutscher Sprache im Jahr 2008 immer mehr Hypnobirthing-Kurse, die werdende Mütter anleiten, wie sie Schmerzen bei der Geburt teilweise oder sogar ganz vermeiden können. Solche Kurse müssen von zertifizierten Hypnobirthing-Therapeuten durchgeführt werden. Achten Sie bei Ihrer Suche also unbedingt darauf, dass Ihr Kursleiter die entsprechende Ausbildung absolviert hat.

In einem Hypnobirthing-Kurs erlernen Sie verschiedene Meditationen, Atemtechniken, Selbsthypnose zur Entspannung und das Visualisieren, also die geistige Ausrichtung auf ein Ziel. Die Erfahrung mit natürlichen Geburten auf Basis des Hypnobirthing ist überzeugend. Es gibt weniger Komplikationen, weniger Damm- und Kaiserschnitte, weniger

Sauerstoffmangel für das Baby und nur selten ist der Einsatz von schmerzstillenden Medikamenten nötig.

## DIE GESCHICHTE DES HYPNOBIRTHING

Die Geschichte des Hypnobirthing beginnt mit dem englischen Frauenarzt Dr. Grantly Dick-Read (1890 bis 1959), der ab 1913 im Londoner Elendsviertel White Chapel als Geburtshelfer arbeitete. Er beobachtete, dass manche Frauen langwierige und schmerzhafte Geburten durchlitten, während andere ohne große Mühe Ihr Kind zur Welt brachten. Er stellte fest, dass Frauen, deren Geburten schwierig waren, die Schmerzen erwartet hatten. Die Angst führte zu einem Zusammenziehen der ringförmigen Muskel um den Ausgang der Gebärmutter und um den Geburtskanal. Diese Anspannung erzeugte unnötige Schmerzen und hemmte den natürlichen Geburtsvorgang. Die Folge war oft eine verlängerte und erschwerte Geburt mit beeinträchtigter Sauerstoffversorgung des Kindes. Dick-Read nannte diesen Teufelskreis das Angst-Spannung-Schmerz-Syndrom, das zusammen mit den künstlichen Versuchen, die Geburt des Kindes zu beschleunigen, Ursache für viele Geburtskomplikationen war.

Laut Dick-Read ist es nicht der Schmerz der Wehen, der den Gemütszustand der werdenden Mutter beeinflusst. Es ist vielmehr der Gemütszustand, der den Schmerz überhaupt erst auslöst. Mit seinen Erkenntnissen gilt Dr. Dick-Read als der Vater der natürlichen Geburt. Sein 1953 erschienenes Werk „Mutter werden ohne Schmerz“ ist eine der Grundlagen des Hypnobirthing.

Im Jahr 1989 stellte Marie F. Mongan erstmals ihre Geburtsmethode Hypnobirthing vor, die auf Dick-Reads Erkenntnissen basiert. Nachdem Mongan die Selbsthypnose bei den Geburten ihrer eigenen Kinder angewandt hatte, war sie so überzeugt von der Methode, dass Sie Hypnosetherapeutin wurde. Sie wollte Frauen wieder zu einer natürlichen Geburt hinführen, die ohne Narkose und medizinische Instrumente auskommt. Die Mütter sollten Ihre Kinder mit ihrem natürlichen Mutterinstinkt auf angenehme Weise und mit Freude zu Welt bringen.

Das Hypnobirthing verbreitete sich schnell um die ganze Welt, sodass bereits viele Mütter in den Genuss einer entspannten Geburt ohne Medikamente gekommen sind.

# DIE GRUNDGEDANKEN DER HYPNOTHERAPIE UND DES HYPNOBIRTHING

Es gibt Glaubenssätze, Meinungen, Gewohnheiten, Verhaltensweisen und Gefühle, die in unserer Vergangenheit entstanden sind, tief in uns verankert liegen und vielleicht eine Zeit lang hilfreich erschienen. Die Hypnose hilft zu erkennen, welche „Programme“ uns noch nützlich sind und welche wir löschen oder verändern sollten. Darüber hinaus eröffnet die Hypnotherapie direkten Zugang zu Gefühlen, Wünschen und Zielen. Einengende Denkstrukturen und Glaubenssätze werden aufgelöst und durch solche ersetzt, die hilfreich sind. Eine Hypnotherapie kann somit auf geistiger, emotionaler und körperlicher Ebene wirken.

Bei fast allen Menschen sind die meisten Fähigkeiten vorhanden, die sie für ein erfolgreiches Leben brauchen, sie werden nur nicht ausreichend genutzt und aktiviert. Hypnotherapeuten sehen in jedem Menschen die Ressourcen und Fähigkeiten statt sich auf Defizite zu konzentrieren. Sie nutzen das Potential und die speziellen Begabungen der Klienten.

Wenn Klienten darüber klagen, nicht gelassen und entspannt reagieren zu können, findet der Therapeut bei genauem Nachfragen dann doch Situationen, in denen sie die gewünschte Gelassenheit haben. Der Therapeut überträgt die dort vorhandenen Fähigkeiten auf die Kontexte, in denen sie gebraucht werden.

Genau das erleben Sie mit der Methode des Hypnobirthing, die Sie sich in einem Kurs oder aus diesem Buch selbst aneignen können. Sie ist keine Zauberei oder spektakuläre Bühnenhypnose. Es handelt sich um einfache, leicht erlernbare Techniken, mit denen Sie Ihren Atem und Ihre Aufmerksamkeit bewusst steuern und ein gewünschtes Geburtserlebnis visualisieren. Sie machen damit nichts anderes, als Ihre eigenen Ressourcen zu aktivieren, die tief in Ihnen schlummern und von denen Ihnen die moderne Medizin oft nicht viel erzählen kann.

Mit der Methode des Hypnobirthing haben Sie wieder Zugang zu Ihrer angeborenen Fähigkeit, auf sanfte, schmerzfreie, kraftvolle und frohe Weise, Ihr Kind zu gebären.

## WIE HYPNOBIRTHING FUNKTIONIERT

Hypnobirthing ist das genaue Gegenteil von einer Geburt im unbewussten Trancezustand. Mit den erlernten Techniken erleben Sie die Geburt besonders bewusst und arbeiten aktiv mit Ihrem Körper und Ihrem Kind zusammen. Dabei haben Sie tiefes Vertrauen, dass jeder weiß, wie er seine Aufgabe erfüllen muss. Das Oxytocin, bekannt als Glückshormon, wird Ihren Geburtsprozess kontinuierlich voranbringen, da es die Gebärmutter zur Kontraktion anregt. Wenn Ihnen das Wort „Kontraktion" nicht gefällt, können Sie auch „Anstieg" verwenden. Schließlich spielt die Sprache ebenfalls eine entscheidende Rolle im Hypnobirthing. Wenn das Oxytocin frei fließen kann, ist Ihr Körper in der Lage Endorphine zu produzieren, die körpereigene Schmerzmittel darstellen.

Mütter, die dagegen Horrorgeschichten über die Geburt im Kopf haben und angstvoll an alle möglichen schlimmen Dinge denken, die eintreten könnten, verkrampfen und produzieren weniger Oxytocin und Endorphine. Die Angst setzt im Gegenteil Adrenalin frei, das die Energie auf die Arme und Beine lenkt, die zum Weglaufen benötigt werden. Diese Energie wird aber von den Fortpflanzungsorganen gebraucht.

Die in der modernen Zeit verankerte Angst vor der Geburt ruft im Körper der Frau also folgende Reaktionen hervor:

- Verkrampfen der Muskeln
- Verminderung der Durchblutung
- Ausschüttung von Stresshormonen

Diese Reaktionen führen zu Schmerzen oder einer Verschlimmerung von Schmerzen während der Geburt. Mit der Methode des Hypnobirthing kann es vorkommen, dass Sie gar keine Schmerzen haben. Da jeder Mensch individuell ist, mag ich dieses hundertprozentige Versprechen jedoch nicht geben. Was ich aber sagen kann, ist, dass Hypnobirthing Sie vollkommen von der Angst befreit, was Schmerzen auf jeden Fall verringern wird. Das zentrale Ziel der Methode ist, die Sorge vor den Schmerzen zu nehmen. Dann kommen Muskelentspannung, verbesserte Durchblutung und Vermeidung von Stress von ganz allein. Das Ergebnis ist, dass Sie aus dem Kreislauf von Schmerzen produzierender, geistiger und körperlicher Anspannung aussteigen.

Aber wie erreicht man diese positive Programmierung? Ganz einfach: Durch bewusstes Atmen und Methoden aus der Hypnotherapie. Wie in der Hypnose-Therapie werden im Hypnobirthing negativ besetzte Begriffe wie Wehen, Schmerz oder Pressen mit positiven Beschreibungen wie Geburtswelle oder „das Baby nach unten atmen" ersetzt. Diese positiven Begriffe ändern auf subtile Weise Ihre Erwartungshaltung. Im Hypnobirthing werden Sie darüber hinaus ermutigt, bewusste und selbstbestimmte Entscheidungen zu treffen. Wo soll die Geburt stattfinden? In einer Klinik, die auf natürliche Geburten ausgerichtet ist, in einem Geburtshaus oder zu Hause? Auch spezielle Wünsche für den Geburtsverlauf sollten Sie im Vorfeld genau äußern.

Der Fokus des Hypnobirthing liegt also auf einfachen Atem- und Visualisierungsübungen, mit denen Sie sich vor und während der Geburt ganz entspannt auf den natürlichen Prozess konzentrieren können und ein tiefes Vertrauen entwickeln. Da bewusstes Entspannen und Urvertrauen bei vielen Müttern erst wieder neu gelernt werden müssen, ist es wichtig, dass Sie die entsprechenden Übungen lange vor der Geburt praktizieren. Nur so können Sie während des Geburtsvorganges optimal von der Wirkung profitieren. Beginnen Sie mit den Übungen etwa ab der 20. Schwangerschaftswoche. Wenn Sie einen Kurs besuchen, sollten Sie ihn idealerweise zu Beginn des Mutterschutzes abgeschlossen haben, damit Sie nun die Auszeit zu Hause zum Üben und Vertiefen nutzen können. Sollten Sie zu den Kurzentschlossenen gehören, können Sie mit regelmäßigem Üben allerdings auch noch sehr viel erreichen. Egal, in welcher Schwangerschaftswoche Sie sich gerade befinden: Es ist nie zu spät, um mit Hypnobirthing anzufangen! Lassen Sie sich mit diesem Buch vertrauensvoll auf eine wunderbare Reise ein, die Sie über Monate, Wochen oder auch nur Tage in einen Zustand von Gelöstheit und Zuversicht bringt. Unterstützung beim Hypnobirthing finden Sie bei Ihrem Geburtsbegleiter. Das kann Ihr Partner, eine Freundin oder ein Verwandter bzw. eine Verwandte sein. Der emotionale und körperliche Kontakt ist während der Geburt auf jeden Fall sehr wichtig. Die Geburtsbegleitung unterstützt Sie durch sanfte Massageberührungen oder beruhigende Worte.

Zum Abschluss dieses Kapitels möchte ich mit einer zentralen Grundlage des Hypnobirthing gleich einmal Ihr Weltbild auf den Kopf stellen. Entgegen der Meinung der meisten Hebammen und Ärzte sollten Sie während der Geburt nicht pressen. Es kann sein, dass Sie diesen Satz gleich mehrmals lesen müssen, weil Sie nicht glauben können, was ich da schreibe. Sicher fragen Sie sich, wie Ihr Kind denn ohne Pressen herauskommen soll. Die Antwort: Die Abwärtsbewegung des Kindes vollzieht sich allmählich und natürlich, ohne dass Sie pressen müssen. Ja, das Pressen kann den Geburtsvorgang sogar verlangsamen oder gar blockieren anstatt ihn zu beschleunigen. Krampfhaftes Pressen, zu dem die werdenden Mütter angefeuert werden, soll den Geburtskanal öffnen. Es bewirkt jedoch im Gegenteil, dass sich der Geburtskanal durch Stress und Anspannung verschließt. Wenn Sie das nicht glauben, sollten Sie nur einmal an die Frauen denken, die in Bewusstlosigkeit oder Koma ihre Kinder auf natürliche Weise zur Welt gebracht haben, ohne zu pressen.

Sie sehen also, dass die Beschäftigung mit dem Hypnobirthing Ihnen ganz neue Aspekte und Sichtweisen rund um die Geburt eröffnet. Um Hypnobirthing zu praktizieren, müssen Sie nicht unbedingt einen Kurs besuchen, sondern können sich die leicht erlernbaren Selbsthypnose-Techniken auch mit Büchern und CDs aneignen. Egal, auf welchem Weg Sie die Übungen erlernen: Wichtig ist, dass sie diese möglichst täglich durchführen.

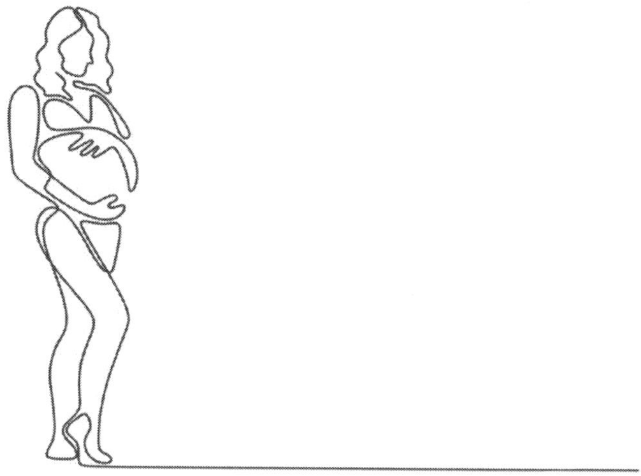

# WAS SIND DIE VORTEILE DES HYPNOBIRTHING?

Werdende Mütter machen sich in der Schwangerschaft eine Menge Sorgen. Die größte Furcht ist sicher die Angst vor Schmerzen während der Geburt. Oft kreisen die Gedanken auch um mögliche Komplikationen, die eine PDA, einen Kaiserschnitt oder den Einsatz von Saugglocke oder Zange notwendig machen.

Mit Hypnobirthing konnten bereits viele Mütter erkennen, dass diese Ängste es nicht wert sind, dass man ihnen Aufmerksamkeit schenkt. Frauen, die regelmäßig die Hypnobirthing-Methoden trainierten, erlebten eine kürzere Geburt, kaum oder keine Komplikationen und wenig oder gar keine Schmerzen.

Die Geburt wird wieder zu einem selbstbestimmten Erlebnis. Das erspart so ganz nebenbei in der Medizin auch einige Kosten, da Frauen zu Hause oder in einem anderen privaten Umfeld Ihre Kinder zur Welt bringen.

Unter der Selbsthypnose bekommen Sie alles, was während der Geburt um Sie herum geschieht, ganz bewusst mit. Sie können auf Anweisungen und Zustände Ihres Körpers ganz flexibel reagieren und durch entspanntes Atmen Schmerzen vorbeugen. Da ein Verkrampfen ausbleibt, werden Sie vielleicht lediglich den Druck des Kindes spüren, das immer weiter nach unten drückt. Sie können sich ganz auf sich und Ihr Kind konzentrieren, sich bewusst mit ihm verbinden und in den Druck hinein atmen.

Die natürliche Geburt durch Hypnobirthing gibt Ihnen Ihre Selbstbestimmtheit zurück. Sie sind nicht abhängig von Geräten oder Medikamenten. Das ist für viele Frauen einer der größten Vorteile dieser Methode. Sie dürfen die Schönheit und das Wunder der natürlichen Geburt erleben. Gibt es einen besseren Start ins Leben für Ihr Kind?

Die Vorteile des Hypnobirthing in der Übersicht:

- Verkürzt die Dauer der Geburt
- Verhindert Komplikationen
- Verhindert die Notwendigkeit von Schmerzmitteln
- Verhindert oder vermindert Schmerzen
- Verhindert Angst und Verkrampfung
- Führt zu einer schnelleren Erholung nach der Geburt
- Macht die Geburt wieder zu einer schönen und friedlichen Erfahrung
- Verhindert Erschöpfung während des Geburtsprozesses
- Fördert die Mutter-Kind-Bindung

Viele Mütter berichten darüber hinaus von ...

... einer viel kürzeren Geburtsdauer

... viel weniger Kaiserschnitten

... schnellerer Erholung, viel Energie und Glücksgefühlen nach der Geburt

... ausbleibender Abhängigkeit von Geräten und Medikamenten

... dem Vorteil, dass sie die Methoden auch im täglichen Leben gebrauchen können

Doch nicht nur Sie als Mutter profitieren vom Hypnobirthing. Auch Ihr Kind und Ihr Partner kommen in den Genuss vieler Vorzüge. In der Regel sind Säuglinge, die mit Hypnobirthing geboren werden, viel ruhiger. Sie schlafen besser, essen besser und haben weniger oder gar keine Traumata. Das liegt daran, weil sie ruhig und sanft „in die Welt geatmet" wurden und das in ihrem eigenen Tempo. Sie zeigen meist einen besseren APGAR-Score. APGAR steht für Atmung, Puls, Grundtonus, Aussehen und Reflexe. Mit diesem Score überprüfen Ärzte nach der Geburt den gesundheitlichen Allgemeinzustand des Kindes.

Was Ihren Ehemann und zukünftigen Vater des Kindes betrifft, so hat er beim Hypnobirthing eine viel aktivere Rolle inne, als es bei vielen Geburten heute der Fall ist. Er hilft Ihnen, ruhig zu bleiben und sich auf Ihre Entspannung und Ihre Atemtechniken zu konzentrieren. Dieser aktive Part stärkt ihn allgemein in seiner Vaterrolle.

Zu guter Letzt hat Hypnobirthing noch einen weiteren großartigen Vorteil. Es vermindert oder vermeidet postnatale Depressionen und hilft auch Frauen, die bereits unter einer beginnenden postnatalen Depression leiden.

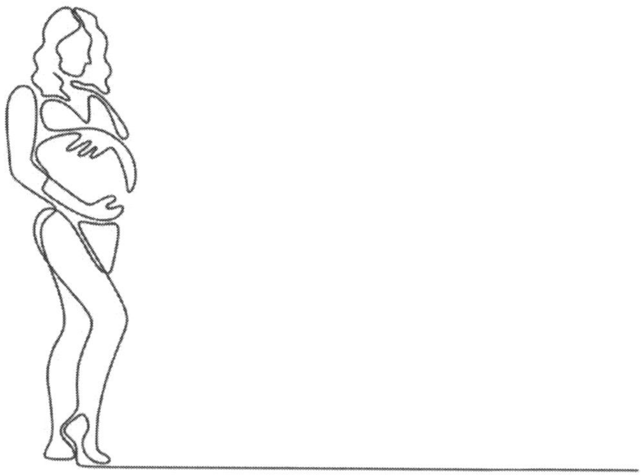

# DIE VIER HYPNOBIRTHING-TECHNIKEN

Es sind nicht die Schmerzen, die eine natürliche Geburt erschweren. Schmerzen gehören mehr oder weniger dazu. Es sind tatsächlich die Faktoren Angst und Anspannung, die zu Komplikationen und langen Geburtsprozessen führen. Genau da setzt das Hypnobirthing an. Es basiert auf dem Wissen, dass Gedanken eine enorme Kraft haben und

Ihnen mit der richtigen Ausrichtung die Energie liefern, die Sie für die natürliche Geburt benötigen. Aufgrund der vielen Erfolge, die das Hypnobirthing mit diesem Grundgedanken und den darauf basierenden Techniken hervorgebracht hat, ist die Methode weltweit immer mehr im Kommen und verdrängt auch in Deutschland allmählich konventionelle Konzepte.

Ich möchte Ihnen in den nächsten Kapiteln die vier Basistechniken des Hypnobirthing vorstellen und Sie gezielt zur praktischen Durchführung anleiten. Bitte machen Sie die Übungen möglichst täglich, da Sie nur durch regelmäßiges Training den gewünschten Effekt für eine sanfte, natürliche Geburt erreichen können. Allein das Wissen, dass Gedanken und das richtige Atmen den Körper beeinflussen, reicht nicht, um einen gewünschten Zustand zu erreichen. Sie müssen Geist und Körper konditionieren und aufeinander abstimmen. Nur dann können Sie alle Techniken spontan und automatisch abrufen, wenn der Geburtsprozess einsetzt. Und nur dann haben Sie eine gute Chance auf eine kurze Geburt mit wenig Schmerz und Anstrengung. Es gibt hin und wieder Frauen, die eine leichte, schnelle Geburt ohne die Anwendung von Hypnobirthing erleben. Aber wenn Sie sichergehen wollen, dass es auch bei Ihnen klappt, sollten Sie aktiv daran arbeiten.

## BASISTECHNIKEN DES HYPNOBIRTHING

Die vier Basistechniken, mit denen Sie sich auf die Geburt vorbereiten, sind:

- Atmung
- Entspannung
- Visualisierung
- Vertiefung

Ich werde zu jeder Technik kurz einige grundlegende Dinge sagen, bevor wir mit den praktischen Übungen loslegen.

### ATMUNG

Regelmäßige Atemübungen geben Ihnen positive Energie, die Sie auf Ihre Umwelt übertragen. Bewusstes Atmen mit den Atemtechniken beeinflusst spürbar Ihren Gemütszustand. Beim Einatmen sauerstoffreicher Luft produziert der Körper Botenstoffe, die Körper und Geist dabei unterstützen, sich von Anspannung und negativen Mustern zu befreien. Sie werden in diesem Buch verschiedene Atemtechniken kennenlernen. Manche basieren auf langsamem Ein- und Ausatmen, andere auf einem schnelleren Einatmen und langen Ausatmen. Diese verschiedenen Techniken geben Ihnen ein Gefühl der Kontrolle und Stärke und helfen Ihnen, den Kreislauf aus Depression und Erschöpfung während der Geburt zu durchbrechen.

## ENTSPANNUNG

Wenn Sie sich bewusst entspannen, nehmen Sie positiven Einfluss auf Ihre Emotionen und Ihren Stoffwechsel. Sie spüren die vollkommene Kontrolle über Ihren Körper, der nun bereit ist, gewünschte Energien und Botschaften zu empfangen. Die Entspannung bildet damit die Grundlage des Hypnobirthing. Sie hypnotisieren sich selbst, um Ihren Körper in einen harmonischen Zustand zu bringen und unabhängig von einem Arzt Ihre körperlichen Reaktionen positiv zu beeinflussen.

## VISUALISIERUNG

Unser Unterbewusstsein und unser Körper reagieren auf unsere Gedanken und inneren Bilder. Die meisten Bilder und Gedanken steuern wir nicht bewusst. Beim Visualisieren nutzen wir dagegen die Kraft unserer Vorstellung ganz gezielt, um unsere körperlichen Reaktionen zu beeinflussen. Sie fokussieren Ihren Geist zum Beispiel auf die Vorstellung einer sanften und friedlichen Geburt. Die inneren Bilder durchdringen Ihr Nervensystem und alle weiteren Teile Ihres Körpers. Die bewussten und unbewussten Anteile in Ihnen werden positive Energien erzeugen, die Sie stärken und genau in diesen friedlichen Zustand bringen. Wichtig für das Visualisieren ist, dass Sie sich Bilder suchen, die Ihnen wirklich angenehme Gefühle bereiten. Nicht jede Vorstellung ist für jeden geeignet, da wir an bestimmte Bilder unterschiedliche Erfahrungen aus unserem Leben knüpfen.

## VERTIEFUNG

Einen entspannten Zustand können Sie noch weiter vertiefen. Dafür gibt es spezielle Techniken, in denen Sie das Visualisieren zu Hilfe nehmen.

Mit der Vertiefung können Sie an den Punkt vollkommener Entspannung gelangen.

## ATEMTECHNIKEN

Im Hypnobirthing gibt es drei sanfte Atemtechniken:

- Ruheatmung
- Wellenatmung
- Geburtsatmung

Die Ruheatmung hilft Ihnen dabei, in einen entspannten Zustand zu kommen, aus dem heraus Sie wirksam visualisieren können.

Die Wellenatmung wenden Sie bei jeder Geburtswelle während der gesamten Öffnungsphase an.

Mit der Geburtsatmung atmen Sie Ihr Kind durch den Geburtsweg nach unten, bis es zur Welt kommt. Diese Atemtechnik werden Sie im Gegensatz zu den anderen Atemtechniken nicht aktiv im Vorfeld üben.

### RUHEATMUNG

Mit dieser Atemtechnik sollten Sie möglichst frühzeitig beginnen. Sie garantiert Ihnen und Ihrem Kind eine optimale Versorgung mit Sauerstoff. Darüber hinaus führt die Ruheatmung Sie in die Entspannung, weshalb Sie sie vor jeder Entspannungsübung anwenden sollten. Während der Geburt sorgt diese Atemtechnik dafür, dass Sie sich zwischen den Geburtswellen entspannen können. In der Öffnungsphase wird sie Ihnen dabei helfen, Ihre Energie zu bewahren.

Und so funktioniert es:

Finden sie auf einem Sessel oder Sofa eine Position, in der Ihr Körper locker und entspannt ist. Neigen Sie nun Ihren Kopf sanft nach vorn zur Brust hin oder lehnen Sie ihn an die Kissen hinter Ihnen. Schließen Sie nun Ihre Augen, ohne dass Sie es forcieren. Schließen Sie sanft Ihren Mund, sodass sich Ihre Lippen leicht berühren. Berühren Sie mit Ihrer Zungenspitze den Gaumen dort, wo sich Zähne und Gaumen treffen. Spüren Sie die Entspannung, die sich überall in Ihnen ausbreitet.

Atmen Sie tief in den Bauch ein und sagen Sie dabei im Geist „Ein-2-3-4". Spüren Sie, wie sich Ihr Bauch beim Einatmen hebt.

Atmen Sie durch die Nase (nicht durch den Mund) aus und sagen Sie im Geist „Aus-2-3-4-5-6-7-8". Richten Sie beim Ausatmen die Energie des Atems nach innen in Richtung Rachen und nach unten. Lassen Sie Ihre Schultern sinken. Lösen Sie sanft und bewusst alle Anspannungen und atmen Sie Ihren Körper immer mehr in die Entspannung.

Sie erkennen, ob Sie die Übung richtig durchführen, indem Sie Ihre linke Hand auf den Bauch und die rechte Hand auf den unteren Teil Ihres Brustkorbes legen. Die linke Hand sollte sich beim Einatmen heben und Ihr Bauch sollte sich wie ein Ballon wölben. Beim Ausatmen bewegen sich beide Hände wieder aufeinander zu.

Wenn Sie die Ruheatmung regelmäßig durchführen, werden Sie merken, dass Sie damit immer leichter in die Entspannung kommen. Irgendwann müssen Sie dafür in Gedanken auch nicht mehr zählen oder Ihre Hände auf Bauch und Brust legen. Die Ruheatmung wird ganz automatisch geschehen, ohne dass Sie darüber nachdenken. Sie können sich jederzeit in einen Zustand tiefer Entspannung versetzen.

## WELLENATMUNG

Bei der Wellenatmung atmen Sie ruhig und langsam in den Unterleib. Es ist sehr wichtig, dass Sie sie wirklich jeden Tag trainieren, da Sie diese Atmung bei jeder Geburtswelle anwenden werden. Es reichen einige Minuten morgens und abends. Das Entscheidende ist die Regelmäßigkeit.

Das Ziel des Atemtrainings ist es, so lang wie möglich ein- und auszuatmen. Bei der Geburt ist diese Fähigkeit essentiell. Sie müssen sich vorstellen, dass sich die Gebärmutter bei jeder Geburtswelle hebt. Mit der Wellenatmung arbeiten Sie mit der Aufwärtsbewegung der Gebärmutter zusammen. Sie bringen Ihren Unterleib also zur größtmöglichen Ausdehnung. Das unterstützt die Wellenbewegung der vertikalen Muskeln, die dadurch die unteren ringförmigen Muskel besser heranziehen können. Das Ergebnis ist, dass sich die Gebärmutter verkürzt und öffnet. Sie erleben damit eine kürzere Geburtswelle und einen kürzeren Geburtsverlauf.

Und so funktioniert es:

Finden Sie eine bequeme Position, in der Sie sich gut entspannen können. Legen Sie Ihre Hände auf den oberen Teil Ihres Unterleibs, sodass sich Ihre Finger kaum berühren. Atmen Sie gut aus, damit Lungen und Atemwege frei sind. Atmen Sie nun langsam durch die Nase ein und zählen Sie dabei *schnell* von 1 bis 20 (oder etwas mehr, wenn es noch geht). Dabei fühlt sich der Bauch an wie ein Ballon, den Sie aufblasen. Es ist wichtig, dass jeder Ihrer Atemzüge lang ist. Kurze Atemzüge könnten Sie während der Geburt ermüden und dazu führen, dass Sie mehrere Atemzüge brauchen, um durch die Geburtswelle zu kommen. Wenn Sie während der Geburtswelle einen zweiten Atemzug tätigen müssen, tun Sie das wieder genauso wie oben beschriebenen. Atmen Sie langsam ein und langsam aus. Achten Sie auf fließende Übergänge zwischen den Atemzügen und halten Sie bitte niemals zwischendurch die Luft an.

Vermeiden Sie eine steife Körperhaltung und versuchen Sie, ruhig und gelöst zu bleiben. Visualisieren Sie Ihren Unterleib als eine Vertiefung oder Schüssel, in der Ihr Kind liegt. Der Rest des Körpers unter der Vertiefung ist völlig ruhig und entspannt, wenn Sie mit jeder Welle atmen.

Richten Sie beim Einatmen Ihre Aufmerksamkeit auf den sich hebenden Unterleib. Heben Sie in Gedanken die Welle so hoch Sie können mit an. Visualisieren Sie einen Ballon in Ihrem Unterleib, den Sie beim Einatmen füllen. Atmen Sie nun *langsam* nach unten und nach außen aus. Vielleicht hilft es Ihnen, wenn Sie in Gedanken wieder zählen. Stellen Sie sich vor, wie der Ballon allmählich im Raum wegtreibt. Lenken Sie Ihren Atem zu Ihrem Kind, indem Sie sanft und langsam zur Vagina hin ausatmen.

Sie müssen sich keine Gedanken machen, wenn Sie zu Beginn der Übung beim Einatmen vielleicht nur bis 12 oder 15 zählen können. Das geht vielen Menschen so, weil wir im Alltag gar nicht mehr so tief atmen. Mit jedem Mal, das Sie die Übung durchführen, werden Sie weiter zählen können. Unabhängig davon, wie weit Sie während der Geburt zählen, wird Ihnen die Wellenatmung helfen, Ihren Unterleib auszudehnen und immer abrufbar sein, wenn eine Geburtswelle kommt. Wenn Sie die Atemtechnik sicher beherrschen, müssen Sie auch nicht mehr zählen. Das Zählen kann jedoch nach wie vor eine Unterstützung sein, um die Dauer des Atemzuges zu verlängern.

## GEBURTSATMUNG

Während der Geburtsphase das Kind nach unten zu atmen soll den natürlichen Geburtsreflex des Körpers unterstützen. Verwechseln Sie die Geburtsatmung nicht mit dem Pressen, zu dem fälschlicherweise so oft geraten wird. Wenn Sie pressen, behindern Sie den Geburtsprozess. Die Methode des erzwungenen Atmens stammt noch aus früheren Zeiten, als die Frauen häufig betäubt wurden und den Geburtsprozess gar nicht mehr unter Kontrolle hatten. Das Kind wurde dann mit Geburtszangen aus der Vagina gezogen. Erst in den späten 1960er und frühen 1970er Jahren konnte sich allmählich das Konzept der natürlichen Geburt durchsetzen. Die Frauen durften während der Geburt nun wach sein und aktiv Ihre Kinder zu Welt bringen. Der Einsatz von Geburtszangen wurde seltener. Jedoch setzte sich die fatale Annahme durch, dass das Kind durch den Geburtskanal gepresst werden müsse, da es zuvor schließlich auch mit Instrumenten geholt werden musste.

Das Pressen während der Geburt bedeutet für die Frauen jedoch enormen Stress. Dieser Stress müsste gar nicht sein. Er ist im Gegenteil völlig kontraproduktiv, da er die Ringmuskeln in der Vagina verschließt, während das Kind sich nach unten bewegt und hindurch möchte. Darüber hinaus könnte sich das Pressen negativ auf den Beckenboden der Frau auswirken. Auch, wenn es bereits viel Literatur über die Sinnlosigkeit des Pressens gibt, ist diese Methode noch immer in den Köpfen vieler Betreuer und Frauen vorhanden.

Mit der Geburtsatmung findet Ihr Kind automatisch den Weg nach unten, da die Abwärtsbewegung im Geburtsprozess von der Natur vorgesehen ist. Auch wenn das allmählich geschieht, bedeutet das keinesfalls, dass es länger dauert als beim Pressen. Im Gegenteil, mit dem Pressen versperren Sie Ihrem Kind unnötig den Weg, verkrampfen Ihre Muskeln und erzeugen sinnlosen Schmerz. Es gibt Berichte von Müttern, die dagegen mit der Geburtsatmung Ihr Kind nach nur zwei oder drei Atemzügen zur Welt gebracht haben. Und wie sieht es bei Frauen aus, die pressen? Sie brauchen oft Stunden, bis das Kind durch den Geburtskanal kommt. In der letzten Phase der Geburt entscheiden sich die Ärzte dann oft noch für einen Dammschnitt, um sicherzustellen, dass das Kind es auch wirklich durch die Vagina schafft. Wenn das Kind endlich das Licht der Welt erblickt, was der schönste Moment einer Geburt sein sollte, sind die Mütter völlig erschöpft. Das alles müsste nicht sein, wenn alle Frauen endlich über die Möglichkeit einer sanften, natürlichen Geburt aufgeklärt werden würden. Auch aus der Sicht des Kindes ist eine Geburt unter Druck, Zwang und Anspannung ein Trauma und kein optimaler Start ins Leben. Stellen Sie sich vor, Sie werden gewaltsam gegen einen sich widersetzenden Durchgang gedrückt. Weder das Kind noch der Geburtskanal waren bereit für die Reise, wurden jedoch gewaltsam dazu gezwungen.

Vielleicht haben Sie schon von anderen Müttern gehört, dass sie einen enormen Drang zu pressen verspürt hatten. Dieser Drang ist nichts anderes als die in der Gesellschaft eingeprägte Vorstellung, dass Kinder sich nicht von selbst durch den Geburtskanal bewegen können. Wenn wir jedoch auf andere Säugetiere in der Natur schauen, scheinen wir die einzigen zu sein, die meinen, pressen zu müssen. Jedes Tier lässt ihr Junges einfach sanft herauskommen. Auch Ihr Kind wird seinen Weg finden und das Tempo bestimmen, in dem es herauskommen möchte.

Und so funktioniert es:

Die Geburtsatmung ist die einzige Atemtechnik, die Sie nicht vor der Geburt üben werden. Dennoch können Sie diese Atmung bereits im Vorfeld öfter erspüren, zum Beispiel auf der Toilette, wenn Sie Ihren Darm entleeren. Spüren Sie das Pulsieren, das den Stuhl nach unten und außen bewegt. Dabei machen Sie kurze Atemzüge mit einem sanften, schiebenden Atem nach unten. Sie müssen keine Kraftanstrengung darauf verwenden, sondern es geschieht ganz mühelos. Mit diesem Atmen wird die Darmentleerung viel leichter und schneller vonstatten gehen. Den gleichen Effekt werden Sie bei der Geburt spüren.

Wenn Sie die Augen geschlossen halten, unterstützen Sie die entspannende Wirkung dieser Atmung. Sie bleiben ganz bei sich und müssen überhaupt nicht kraftvoll pressen. Legen Sie Ihre Zungenspitze an die Stelle, wo sich Ihre Zähne und Ihr Gaumen treffen. Damit unterstützen Sie den Unterkiefer, sich nach hinten zu bewegen und vermeiden Spannungen im Mund und im Kieferbereich. Das erleichtert wiederum das Entspannen der Vaginalöffnung.

Immer, wenn Sie eine Geburtswelle spüren, folgen Sie ihr mit Ihrem Atem. Nehmen Sie einen kurzen, aber tiefen Atemzug durch die Nase und lenken Sie ihn in Gedanken in den hinteren Bereich Ihres Rachens und durch Ihren Körper hinab, hinter Ihr Kind. Der Atem verläuft also wie ein „J“ nach unten und vorn. Erlauben Sie allen Muskeln im Vaginalbereich, sich zu öffnen, als ob Sie den Atem durch sie herauslassen oder Ihren Darm bewegen würden. Verlängern Sie den Atemzug nicht künstlich. Das verstärkt seine Wirkung nicht. Atmen Sie lieber kürzer, aber dafür bewusst und intensiv. Achten Sie darauf, dass sich die unteren Muskeln nicht zusammenziehen.

Wiederholen Sie diesen Vorgang einige Male während der gesamten Welle. Atmen Sie tief ein und lenken Sie beim Ausatmen den Atem wie oben beschrieben nach unten.

Wichtig ist, dass Sie durch die Nase atmen und den Schub des Atems nicht aus Ihrem Mund entweichen lassen. Er soll seine ganze Energie Ihrem Vaginalbereich und Ihrem Kind schenken. Da Sie während der Geburt einen Drang zur Darmentleerung verspüren könnten, ist es gut, wenn Sie die Geburtsatmung auf der Toilette immer wieder ein wenig üben, damit Sie im Geburtsprozess Ihren Atem genau auf diesen Bereich richten.

Mit der Geburtsatmung erweitert sich die Vulva auf sanfte Weise und Ihr Kind kann ohne Druck und Pressen herauskommen. Wenn der Körper des Kindes hervortritt, ist oft nur noch ein wenig sanftes Schieben notwendig.

## ENTSPANNUNGSTECHNIKEN

Nachdem Sie die Grundlage einer natürlichen Geburt – die Atemtechniken – kennengelernt haben, möchte ich nun den nächsten Schritt mit Ihnen gehen und das Atmen mit bestimmten Entspannungstechniken verknüpfen. Das richtige Atmen und die Fähigkeit damit zu entspannen sind essentiell für die Visualisierungsübungen, die ich Ihnen in Kapitel „Visualisierungstechniken“ vorstelle.

Sie müssen nicht alle Entspannungsübungen in diesem Kapitel durchführen. Suchen Sie sich die heraus, die Ihnen zusagen.

### PROGRESSIVE ENTSPANNUNG

Setzen Sie sich bequem hin, zum Beispiel in einen Sessel oder auf ein Sofa. Weisen Sie in Gedanken jedem Körperteil vom Kopf bis zu den Füßen eine Nummer zu. Diese Nummern lauten wie folgt:

Kopf: 5

Brustbereich:4

Bauch (ab Höhe des Bauchnabels): 3

Genitalbereich bis zu den Knien: 2

Unterschenkel bis zu den Füßen: 1

Atmen Sie tief ein. Beim Ausatmen lassen Sie den Atem durch alle Nummern (Körperteile) von oben nach unten fließen. Stellen Sie sich vor, wie der Atem nach und nach Entspannung in alle Körperteile bringt. Alle Muskeln und der ganze Körper werden „schlaff". Wenn Sie diesen Vorgang mehrmals wiederholen, werden Sie spüren, wie Sie immer schneller alle Körperteile in einen lockeren Zustand bringen. Sie werden tief einatmen und beim Ausatmen schnell die Nummern von oben nach unten abzählen. Ihr Körper wird immer entspannter. Je schneller Sie die Nummern denken, umso schneller spüren Sie die Wirkung dieser Atemtechnik. Machen Sie diese Übung solange, bis Ihr gesamter Körper vollkommen locker ist. Lassen Sie Ihren Kopf locker nach vorn hängen und Arme und Hände schlaff zur Seite fallen.

## VERSCHWINDENDE BUCHSTABEN

Auch mit dieser einfachen Übung können Sie sich schnell in einen Zustand tiefer Entspannung bringen. Sie ist hervorragend gegen Alltagsstress und als Einschlafhilfe geeignet. Wenn Sie die Übung vor dem Einschlafen anwenden, wird Ihr Kopf tiefer in das Kissen sinken, da sich die Nackenmuskulatur vollständig entspannt.

Und so funktioniert es:

Schließen Sie Ihre Augen. Atmen Sie tief und kurz ein. Machen Sie eine kurze Pause. Atmen Sie aus und sprechen Sie dabei in Gedanken: AAA-BBB-CCC-D … usw.

Stellen Sie sich vor, wie die Buchstaben rasch vorbeiziehen oder in den Vordergrund treten und wieder verschwinden. Lassen Sie Kopf, Nacken, Schultern und Oberkörper in den Körper sinken und Arme, Hände und Beine locker herunterhängen. Diesen entspannten Zustand können Sie innerhalb von Sekunden erreichen. Er wird Ihnen bei der Geburt oder zwischendurch im Alltag sehr nützlich sein.

## LEICHTE BERÜHRUNGSMASSAGE

Diese Technik regt die Ausschüttung von Endorphinen an. Mit der leichten Berührung durch den Geburtsgefährten zieht sich der weiche Haarmuskel, der sich direkt unter der Hautoberfläche befindet, zusammen. Damit zieht er das an ihm befindliche Haar hoch. Mit dem Aufstellen des Haars bekommen Sie eine Gänsehaut, die Ihrem Körper dabei hilft, Endorphine auszuschütten. Diese Hormone bringen nicht nur ein Glücksgefühl, sondern auch Entspannung.

Die leichte Berührungsmassage durch den Geburtsgefährten wirkt während der Schwangerschaft aufbauend und unterstützend und schafft während der Geburt ein wunderbares Wohlgefühl, das Ihnen hilft, ruhig zu bleiben. Wenn Ihr Partner bei der Massage seine Hände an den Seiten der Brüste und Brustwarzen entlang ausstreckt und die Brustwarzen leicht stimuliert, wird neben den Endorphinen auch Oxytocin produziert. Da dieses Hormon Geburtswellen auf natürliche Weise verstärkt, sollte diese Stimulation erst gegen Ende der Schwangerschaft erfolgen.

Am besten setzen Sie sich für die Berührungsmassage auf einen Gymnastikball und legen Ihren Kopf auf einem Kissen am Bettende. Ihr Partner kniet sich hinter Sie und hat in dieser Position freien Zugang zu Ihrem Rücken, während sie vollkommen entspannen. Achten Sie wirklich darauf, dass Ihre Sitzhaltung bequem ist, nichts drückt, nichts den Bauch einengt und Ihr Kopf entspannt auf dem Kissen liegt. Im Krankenhaus können Sie das Personal darum bitten, das Bettende in eine Art Kniebank umzubauen. Wenn Sie zu Hause oder in einem Geburtshaus gebären, können Sie sich vor einen Stuhl, ein Sofa oder ein Bett knien, auf denen Kissen liegen, damit Sie Arme und Kopf darauf ablegen können. Ihr Geburtsgefährte kann hinter Ihnen knien oder sich auf einem Stuhl setzen.

Die leichte Berührungsmassage können Sie später auch bei Ihrem Kind anwenden, wenn es unruhig ist. Das macht allerdings erst ab einem Alter von 3 bis 4 Monaten Sinn, da vorher das Nervensystem noch nicht genügend entwickelt ist, um diese Art der Stimulation, erfahren zu können.

Und so funktioniert es:

Der Geburtsgefährte legt seine Finger so auf Ihren Körper, sodass dessen Außenseite leicht am Steißbein aufliegt. Er zieht dann die Finger leicht entlang der Wirbelsäule nach oben und außen in einer V-artigen Bewegung. Er wiederholt dieses Muster immer weiter nach oben über den Rücken, bis er am Halsansatz angelangt. Dann streicht er die Hände über den Nacken bis zu den Ohren. Zum Schluss bewegt er die Hände über die Innenseiten der Arme. Dort und im Bereich der Ellbogen sind Sie für die Stimulation besonders empfänglich.

Für die zweite Art der Massage legt Ihr Geburtsgefährte die Außenseite der Finger unten auf die Wirbelsäule. Er bewegt seine Finger wie oben beschrieben am Rücken nach oben. Nur dieses Mal bildet er dabei ein horizontales Acht-Finger-Muster, das sich in der Mitte des Rückens kreuzt.

Beide Massagetechniken erlernen Sie auch in einem Hypnobirthing-Kurs. Sie sind ein wichtiger Bestandteil des Hypnobirthing. Wenn Ihr Geburtsgefährte die Techniken richtig beherrscht, werden Sie über die positiven Effekte erstaunt sein

## ANKER

In der Hypnose ist ein Anker ein wichtiges Signal, das bei Ihnen eine bestimmte Reaktion oder Handlung auslöst. Auch eine hilfreiche Vorstellung können Sie damit in Ihrem Gedächtnis speichern. Ein Anker ist nichts anderes, als die Vorstellung oder Reaktion mit einer Geste, einem Geräusch, einem Bild oder einer Berührung zu verknüpfen. Sie „verankern" damit die Vorstellung oder das Signal in der Erinnerung Ihres Unterbewussten.

Ihr Geburtsgefährte setzt also einen Anker, der ein Signal für Sie ist, noch tiefer zu entspannen. Das macht er zum Beispiel, indem er während der Übungseinheiten seine Hand auf Ihre Schulter legt. Er kann Ihnen zuvor sagen, dass Sie sich, wann immer Sie seine Hand mit leichtem Druck nach unten auf Ihrer Schulter spüren, sofort zwei Mal tiefer entspannen als sie bereits sind. Sie können eigene Anker für die Zeit der Schwangerschaft und den Geburtsverlauf finden, um sich rasch in gewünschte Zustände zu versetzen oder Vorstellungen wach zu rufen.

Auch für den Alltag sind Anker ein hilfreiches Mittel. Ein Anker verhindert, dass Sie wichtige Dinge vergessen und unterstützt Sie dabei, eine Routine aufzubauen, etwa für die tägliche Einnahme von Nahrungsergänzungsmitteln oder die Durchführung von Fitnessübungen.

## VISUALISIERUNGSTECHNIKEN

Während Sie die Atem- und Entspannungsübungen täglich trainieren sollten, stellen die Visualisierungstechniken nur Hilfsmittel dar, um das Atmen und Entspannen während der Geburt zu unterstützen. Entscheiden Sie selbst, welche Visualisierungen für Sie nützlich sind. Außer der folgenden Technik müssen Sie keine in Ihre tägliche Routine einbauen.

### REGENBOGENENTSPANNUNG

Die Regenbogenentspannung ist die grundlegende Visualisierungstechnik im Hypnobirthing, Versuchen Sie diese Visualisierung jeden Tag zu üben. Die CD mit der Regenbogenentspannung erhalten Sie direkt im Hypnobirthing-Institut. Wenn Sie an einem Hypnobirthing-Kurs teilnehmen, werden Sie die CD von Ihrem Kursleiter bekommen. Die Hintergrundmusik auf der CD wurde vom weltbekannten Komponisten und Tonkünstler Steven Halpern komponiert. Sie hilft Ihnen dabei, Ihre Gedanken mit dem natürlichen Energiefluss des Körpers in Harmonie zu bringen. Ich empfehle Ihnen sehr, die Regenbogenentspannung immer mit dieser Musik durchzuführen, da sie Sie ganz schnell und einfach in eine wunderbare Entspannung bringt.

Hören Sie wirklich die gesamte Regenbogenentspannungs-CD oder folgen Sie im Geist den Ausführungen bei Ihrer individuellen täglichen Anwendung. Es ist wichtig, dass Sie sich bei allen Wörtern und Bildern wohlfühlen. Wenn Ihnen ein Wort oder Bild nicht gefällt, dann fühlen Sie sich frei, es mit einem Wort oder Bild zu ersetzen, das zu Ihnen passt und Ihnen guttut. Sie können ganze Sätze individuell umgestalten, wenn Sie wissen, dass diese Sie in eine tiefe Entspannung bringen. Nur Sie selbst und niemand anders kann Sie in den Zustand der Hypnose bringen. Und vergessen Sie nicht: Jede Hypnose ist eine Selbsthypnose. Nicht der Therapeut, sondern Sie selbst sind der Kapitän und Steuermann auf dieser Reise. Wenn Sie aber das Gefühl haben, dass Sie sich nicht richtig entspannen können, sprechen Sie mit Ihrem Kursleiter darüber. Gemeinsam können Sie vielleicht den Grund dafür finden.

Oft haben Mütter Sorge, dass die Regenbogenentspannung bei Ihnen nicht wirkt, weil sie regelmäßig beim Hören der CD einschlafen. Doch dazu kann ich nur sagen, dass es wunderbar ist, wenn Sie einschlafen. Dann hat die CD Sie in einen Zustand der vollkommenen Entspannung gebracht. Sie schlafen aber nicht wirklich, sondern sind in einem schlafähnlichen Zustand, bei dem Ihr Unterbewusstsein die Übungen weiter für Sie durchführt, weil es auf die Übungseinheiten konditioniert ist. Einschlafen bedeutet also nichts anderes, als dass Sie Ihren Verstand erfolgreich darauf trainiert haben, sofort auf die Musik und die Übungen zu reagieren und Sie entspannen zu lassen.

Sie müssen keine speziellen Bilder wie Naturszenen oder ähnliches visualisieren, sondern dürfen sich einfach entspannt hinlegen und die CD auf sich wirken lassen. Bereits nach der ersten Woche werden Sie die Technik beherrschen, Ihren Körper leicht in einen Zustand der tiefen Entspannung zu bringen. Mit der Regenbogenübung konditionieren Sie ihn auf angenehme Weise, abzuschalten und sich ganz auf sich selbst zu fokussieren. Ihr Geburtsgefährte kann Sie beim Entspannen aktiv unterstützen und ist bei der Geburt kein passiver Zuschauer. Ich lege Ihnen daher ans Herz, die Regenbogenentspannung gemeinsam mit Ihrem Partner zu trainieren. Wenn seine Stimme Ihnen die Anweisungen gibt, können Sie sich eventuell noch leichter entspannen und ganz in die Worte fallen lassen. Wenn Sie gemeinsam mit Ihrem Partner üben, sollten Sie die Übungseinheiten kürzer gestalten und dafür häufiger durchführen. Es soll schließlich nicht zu einer langatmigen Pflichtübung werden, die Sie aus Zeitmangel aufschieben, bis Sie und Ihr Partner wieder mehr Zeit haben. Das gemeinsame Training stärkt ganz enorm die Konditionierung, die dadurch entsteht, dass Sie lernen, auf die Stimme und die Berührung Ihres Geburtsgefährten zu reagieren. Das stärkt natürlich auch die Verbundenheit zwischen Ihnen neiden. Die Vorbereitung und die Visualisierung einer natürlichen, freudvollen Geburt ist Ihr gemeinsames Projekt, bei dem jeder von Ihnen eine aktive, verantwortungsvolle Rolle innehat.

Gemeinsame Übung:

Finden Sie mit Ihrem Partner einen Ort, an dem Sie sich beide wohlfühlen und der sanft beleuchtet ist. Setzen Sie selbst sich auf einen Stuhl, ein Sofa oder in einen Sessel und lehnen Sie Ihren Kopf an. Nehmen Sie eventuell Kissen zu Hilfe, das Sie hinter Ihren Kopf und Ihre Schultern klemmen, sodass der Oberkörper leicht erhöht ist.

Bringen Sie sich nach einer Entspannungstechnik, die Sie gelernt oder sich selbst beigebracht haben, in einen Zustand tiefer Entspannung. Atmen Sie die Entspannung ein und leiten Sie sie durch Ihren Körper. Wenden Sie dafür die Technik der Ruheatmung an.

Wenn Sie im gewünschten Entspannungszustand sind, stellen Sie sich vor, dass Sie sanft auf einem Bett aus erdbeerfarbenem Nebel liegen, das etwa einen halben Meter hoch ist. Visualisieren Sie den roten Nebel als Nebel natürlicher Entspannung, der durch und um Ihren Körper fließt. Lassen Sie sich ganz auf die Entspannung ein, bis Ihr Körper sich fast schwerelos anfühlt und Sie mit dem Nebel zu verschmelzen scheinen. Spüren Sie, wie der Nebel über Schultern, Taille, Gesäß und Beine streichelt. Treiben Sie ganz entspannt auf dem erdbeerfarbenen Nebel und fühlen Sie, wie er Sie leicht hin- und herwiegt. Begeben Sie sich noch tiefer in die Entspannung und spüren Sie, wie der Nebel Ihren Körper ausfüllt. Fühlen Sie, wie Ihr Körper taub wird, als ob er ein weiches, erdbeerfarbenes Stück Stoff wird. Der Nebel tiefer Entspannung durchdringt Ihren Geist und Ihren Körper von Kopf bis Fuß. Ihre Fußsohlen kribbeln vor Entspannung. Der wunderbare Nebel bewegt sich über und um Ihren Körper und macht Geist und Körper ruhig und zufrieden.

Sehen Sie sich nun auf einem Bett aus blassorangefarbigem Nebel, während Ihr Körper sich noch wohler und entspannter fühlt. Führen Sie dieselben Visualisierungen wie für den erdbeerfarbenen Nebel durch. Sehen und spüren Sie, wie der Nebel über Ihren Körper streicht, über Ihren Kopf, die Schultern, den Brustkorb, die Arme und Beine bis zu Ihren Füßen. Fühlen Sie wieder das Kribbeln der Entspannung an Ihren Fußsohlen und gleiten Sie in einen noch entspannteren Zustand.

Nun stellen Sie sich vor, dass Sie auf einem Nebel aus sanftem Gelb liegen, der Ihren Körper umfängt und über Ihren Kopf, Ihre Wangen, Ihren Kiefer und Ihren Mund gleitet. Der Nebel der Entspannung wandert nun über Ihre Schultern, die Oberarme, die Ellbogen und Hände und schließlich nach unten über Ihren Unterleib und Ihre Beine bis zu Ihren Fußsohlen.

Führen Sie diese Visualisierung fort, bis Sie alle Farben des Regenbogens durch haben. Machen Sie zum Beispiel weiter mit Grün, Blau, Indigo und schließlich Weiß, das für Klarheit steht.

Kommen Sie nun gedanklich wieder in Ihren Raum zurück und fühlen Sie sich voller Energie und Vitalität.

Jedes Mal, wenn Sie diese Visualisierung durchführen, werden Sie in einen entspannteren Zustand gleiten. Mit solchen Entspannungsübungen wird sich die natürliche Entspannung während der Verkürzungs- und Öffnungsphase des Geburtsverlaufs leichter im gesamten Körper ausbreiten können.

## DIE SICH ÖFFNENDE BLÜTE

Das ist eine sehr einfache und doch enorm wirkungsvolle Visualisierung. Sie baut auf dem Bild einer sich öffnenden Rose auf.

Verwenden Sie eine Atemtechnik, um sich selbst in den Zustand der Entspannung zu bringen. Schließen Sie nun Ihre Augen und stellen Sie sich ihr Kind vor, wie es sich sanft hinunter zur vaginalen Öffnung bewegt. Spüren Sie im Geiste, wie sich der Damm allmählich öffnet, so wie sich die Blütenblätter der Rose sanft entfalten. Führen Sie diese Visualisierung am besten in den letzten Tagen vor der Geburt, zu Beginn des Geburtsverlaufs und bei der Verkürzungs- und Öffnungsphase durch.

## BLAUE SATINBÄNDER

Ich habe bereits über die unteren Ringmuskeln gesprochen, die sich zurückziehen, damit sich der Gebärmutterhals verkürzen und öffnen kann. Schließen Sie nun Ihre Augen und stellen Sie sich die Muskeln nicht als Fasern, sondern als weiche, blaue Satinbänder vor, die sanft dem rhythmischen Ziehen der vertikalen Muskeln nachgeben und sich nach oben und zurück drehen. Sie können diese Visualisierung gegen Ende der Schwangerschaft üben, damit Sie sie während der Wellen der Verkürzungs- und Öffnungsphase anwenden können.

## ARM-HANDGELENK-VISUALISIERUNG

Mit dieser Übung können Sie sich davon überzeugen, dass alle Techniken, die ich Ihnen in diesem Buch an die Hand gebe, tatsächlich funktionieren und einen großen Unterschied zur konventionellen Geburt bewirken werden. Sie werden staunen, wie Ihr Körper dem Willen Ihres Geistes folgt.

Und so funktioniert es:

Legen Sie sich auf den Rücken und platzieren Sie die Arme seitlich am Körper. Ihre Hände liegen mit den Handflächen nach unten. Ihre Finger sind leicht gebeugt.

Achtung: Für den letzten Abschnitt der Schwangerschaft und im Geburtsprozess, sollten Sie sich in eine andere Position versetzen. Ein langes Liegen flach auf dem Rücken sollten Sie in der Phase vermeiden.

Bringen Sie sich selbst mithilfe der Atemtechniken in einen entspannten Zustand. Wenn Sie ganz entspannt sind, stellen Sie sich vor, dass Ihr Partner einen riesigen, roten, mit Helium gefüllten Ballon an Ihr rechtes Handgelenk gebunden hat. Spüren Sie bei dieser Vorstellung sofort einen Ruck nach oben an Ihrem Handgelenk?

Nun sehen Sie vor Ihrem geistigen Auge, wie Ihr Partner einen weiteren mit Helium gefüllten, orangefarbenen Ballon hinzufügt. Haben Sie das Gefühl, dass sich Ihr Handgelenk noch stärker hebt? Spüren Sie, wie Ihr Ellbogen sich in die Unterlage, auf der Sie liegen, eindrückt?

Ihr Partner fügt in Ihren Gedanken noch einen gelben Ballon hinzu. Ihr Arm fühlt sich sicher noch leichter an. Sie versuchen Ihr Handgelenk unten zu halten, doch das Helium zieht es nur wieder nach oben.

Visualisieren Sie, wie Ihr Partner noch weitere Ballons in verschiedenen Farben des Regenbogens hinzufügt.

Am Ende der Übung werden Sie Ihren Arm etwa 15 bis 25 Zentimeter über der Unterlage erhoben haben, obwohl Sie bewusst versucht hatten, ihn unten zu halten. Legen Sie ihn nun zurück an die Seite. Je öfter Sie die Übung durchführen, desto weniger Ballons werden jedes Mal nötig sein, um Ihren Arm nach oben zu ziehen. Am Ende einer Entspannungseinheit sagen Sie sich, dass Sie sich mit jeder Übung immer schneller entspannen.

Das Ziel der Entspannungstechniken ist, dass Sie innerhalb kürzester Zeit in eine tiefe Entspannung kommen.

## VERTIEFUNGSTECHNIKEN

Die folgenden Techniken werden Ihren Zustand der Entspannung noch weiter vertiefen, sodass Ihr Körper vollkommen locker ist und Sie sich fast wie „betäubt" fühlen. Aber keine Sorge: Natürlich werden Sie alles um sich herum ganz bewusst mitbekommen, sogar bewusster als in dem angespannten Zustand, in dem sich die meisten Menschen täglich befinden.

### HANDSCHUHENTSPANNUNG

Die Handschuhentspannung ist die erste einer Reihe von Vertiefungstechniken und optimal, um einen Anker für tiefe Entspannung zu setzen. Darüber hinaus ist sie als Orientierung während des Geburtsprozesses und der Geburt sehr wirkungsvoll. Daher sollten Ihre regelmäßigen Übungseinheiten zu den Vertiefungstechniken immer die Handschuhentspannung beinhalten.

Und so funktioniert es:

Visualisieren Sie, dass Sie einen weichen, silbernen Handschuh über Ihre rechte Hand ziehen. Dieser Handschuh besteht aus Endorphinen. Spüren Sie, wie sich Ihre Finger größer anfühlen und zu kribbeln beginnen? Gleichzeitig sorgt der Silberhandschuh, dessen Endorphine um Ihre Finger, Handfläche und Ihren Handrücken fließen, dafür, dass sich Ihre Hand taub anfühlt, so als würden Sie in Schnee fassen.

Nun streicht Ihr Geburtsgefährte über Ihren Handrücken und Ihren Arm. Wieder spüren Sie ein Kribbeln und die Taubheit in Ihrer Hand breitet sich über Ihren Arm aus. Der silbrige Nebel der Endorphine fließt langsam durch Ihre Hand und gelangt allmählich überall da hin, wo Sie Entspannung und Wohlbefinden spüren möchten. Um das angenehme Taubheitsgefühl zu übertragen, stellen Sie sich vor, wie Sie Ihre Hand auf die entsprechenden Körperteile legen. Jeder Bereich, auf den Sie in Gedanken die Hand legen, fühlt sich dann ebenso taub, leicht und empfindungslos an.

Falls Sie sich bisher während der Schwangerschaft unwohl gefühlt haben, wenn Ihr Partner Sie berührt hat, kommen Sie mit dieser Technik in einen wunderbaren Entspannungszustand. Es lohnt sich, die Handschuhentspannung regelmäßig zu üben. So konditionieren Sie Ihren Körper, mit Ruhe zu reagieren, wenn über Ihre Hand und Ihren Arm gestrichen wird. Sie folgen nur Ihrer Atmung und Ihren Visualisierungen, nicht dem Körper. Dieser ist vollkommen schlaff und empfindungslos und darf einfach nur ruhen.

## DER SENSORISCHE KONTROLLSCHALTER

Wie mit der Handschuhentspannung können Sie mit dieser Technik ausgewählte Bereiche Ihres Körpers in einen empfindungslosen Zustand bringen. Die Visualisierung des Kontrollschalters ist für die Zeit der Schwangerschaft und Geburt auf verschiedenen Ebenen sehr nützlich. Sie können damit zum Beispiel Ihren Blutdruck stabil halten, genügend Fruchtwasser produzieren und Stress mindern.

Und so funktioniert es:

Versetzen Sie sich mit einer der Entspannungstechniken in diesem Buch in einen tief entspannten Zustand. Visualisieren Sie, dass Sie im Kontrollraum Ihres Unterbewusstseins, also im Zentrum Ihres Geistes, vor einem großen, runden Schalter sitzen. Er kontrolliert alle Informationen und Anweisungen, die von Ihrem Gehirn über die sensorischen Bahnen zu allen Nerven Ihres Körpers gelangen. Der Schalter steht auf der Zwölf-Uhr-Position auf AN. Auf dieser Position steht er immer, wenn Sie sich wach durch den Tag bewegen und Empfindungen haben. Sie spüren Schmerz, wenn Sie verletzt werden und Wohlgefühl, wenn Sie gestreichelt oder gelobt werden.

Ziel der Übung mit dem sensorischen Schalter ist es, alle Gefühle und Empfindungen in Ihrem gesamten Körper auszuschalten. Dafür müssen Sie in Gedanken den Schalter auf AUS drehen. Ein einziges Gefühl wird bleiben, nämlich das Gefühl des Wohlbefindens. Es erfüllt Ihren ganzen Körper und entspannt ihn. Sie spüren wieder dieses Kribbeln wie bei der Handschuhentspannung. Zusammen mit diesem Kribbeln machen sich vollkommene Entspannung und Gefühllosigkeit in Ihren Ellenbogen, Knien, Unterschenkeln, Knöcheln und Fußsohlen bemerkbar. Immer, wenn Sie das Kribbeln in Ihren Fußsohlen spüren, ist das ein Zeichen, dass

Sie die Entspannung und Endorphinausschüttung in Ihrem Körper selbst steuern.

Wenn Sie nun im Geist den Schalter auf die Position „AUSWAHL“ drehen, können Sie jeden beliebigen Teil Ihres Körpers deaktivieren und ihn mit Wohlbehagen und Glücksgefühl füllen. Sie konditionieren Ihren Körper so, dass er jede Information des Gehirns, die nicht dem Gefühl des Wohlbehagens und der Entspannung entspricht, in den von Ihnen gewählten Bereichen unterbindet.

Sie sind mit dieser Übung Herrin Ihrer Empfindungen und lernen, wie Sie eine Hand und jeden beliebigen Körperbereich taub werden lassen und Taubheit und Entspannung in Ihren Unterleib schicken können.

Erinnern Sie sich an die Handschuhentspannung? Mit dem silbernen Handschuh aus Endorphinen und Entspannung konnten Sie Ihre rechte Hand „betäuben“. So machen Sie das mit Ihrem sensorischen Schalter. Wenn Sie ihn nur für die Hand anwenden würden, könnten Sie alle Teile Ihres Körpers bewegen, nur eben die rechte Hand nicht. Sie fühlt sich an, als sei sie für jede Empfindung unempfänglich. Sie können die Vorstellung des Schalters gern mit der Vorstellung des Handschuhs kombinieren. Ihre Hand steckt in einem Handschuh aus Entspannung. Sie wird schwer und gefühllos und nahezu vollständig unbeweglich. Gleichzeitig fühlen sich Ihre Finger größer an.

Diese Taubheit können Sie nun auf Ihre rechte Wange übertragen. Sie breitet sich auf der rechten Seite Ihres Mundes aus und erfasst die rechte Seite Ihrer Zunge. Die Taubheit wandert zur Haut und zum Gewebe in und um das Innere Ihres Mundes. Der ganze Bereich wird immer tauber. Gleichzeitig fühlen sich die Haut und das Gewebe in Ihrem Mund größer an. Tippen Sie nun an die taube Wange, bis sie sich anfühlt wie vor der Visualisierung. Tippen Sie weiter mit Ihrem Finger, bis der ganze Bereich im und am Mund wieder normal ist.

Legen Sie nun Ihre Hand auf Ihr Bein. Visualisieren Sie wieder den Handschuh und wie er seine entspannende, betäubende Energie auf Ihr rechtes Bein und Ihren rechten Fuß überträgt. Bein und Fuß fühlen sich so schwer an, dass Sie sie nicht bewegen können. Ihr Fuß klebt förmlich am Boden. Das Bein können Sie nicht heben.

Stellen Sie nun den Schalter wieder auf die Position AN. Ihr gesamter Körper erhält seine normalen Funktionen zurück. Sie können die rechte

Hand, das rechte Bein und den rechten Fuß wieder heben. Alles ist wieder beweglich und Sie kommen in einen wachen Zustand zurück.

Je öfter Sie diese Übung durchführen, umso tiefer wird bei jedem Mal der Zustand der Taubheit und Entspannung sein. Während der Geburt werden Sie feststellen, dass Sie mit der Handschuhentspannung die Taubheit und Entspannung in Ihren Unterleib und Beckenbereich senden können. Damit unterstützen Sie die Ausschüttung von Endorphinen in diesen Bereichen.

## TIEFOMETER

Mit dieser Übung versetzen Sie sich ebenfalls in einen besonders tiefen Entspannungszustand, den Sie im letzten Teil der Öffnungsphase bei der Geburt nutzen können.

Und so funktioniert es:

Visualisieren Sie in Ihrem Körper ein großes, weiches, umgedrehtes und biegsames Thermometer. Der Kolben des Thermometers ist über Ihrer Stirn. Die biegsame Röhre verläuft bis zu Ihren Zehen. Innerhalb des Kolbens sehen Sie eine klare Flüssigkeit aus Entspannung. Die Skala des Thermometers geht bis 40 Grad. Visualisieren Sie, dass beim Herunterzählen von 40 auf 39 auf 38 usw., die Flüssigkeit der Entspannung sanft von einer Zahl zur nächsten und in Ihren Kreislauf fließt. Dabei entspannen Sie immer tiefer. Jede Zelle, jeder Nerv und jeder Muskel füllt sich mit Entspannung. Um das zu verstärken, stellen Sie sich vor, wie noch mehr Flüssigkeit die Röhre des Thermometers hinabfließt. Sie erfahren eine tiefe Entspannung, die sich im gesamten Körper ausbreitet, wenn sich die gesamte Röhre mit Flüssigkeit füllt.

Zählen Sie langsam und begeben Sie sich ganz in das Gefühl der Entspannung und Lockerheit. Bei jeder Zehnerstelle - bei 30, 20, 10 und 0 - erreichen Sie einen neuen, noch tieferen Entspannungszustand. Beim Herunterzählen der letzten zehn Zahlen erreichen Sie langsam eine vollkommene Entspannung, die Sie bei der Geburt während des letzten Teils der Verkürzungs- und Öffnungsphase gebrauchen können.

Wenn Sie die tiefste Entspannung erreicht haben, können Sie wieder die Handschuhentspannung in Ihre Vorstellung hinzuziehen. Visualisieren Sie den silberfarbenen Handschuh über Ihrer Hand. Die Entspannung des

Handschuhs steigt langsam Ihr Handgelenk und über Unterarm und Ellenbogen den gesamten Arm hinauf. Fast könnten Sie glauben, dass Ihr Arm nicht vorhanden wäre, so leicht, locker und taub fühlt er sich an. Wenn Sie dieses Gefühl mehrmals verspürt haben, können Sie die Entspannung auf alle Bereiche des Körpers übertragen. Vor allem den Beckenbereich sollten Sie auf diese Weise öfter entspannen.

### ZEITVERZERRUNG

Menschen, die eine Hypnose erlebt haben, können die ihre Dauer selten einschätzen. Diesen Umstand können Sie sich bei der Geburt zunutze machen. Wenn Sie sich inzwischen gut selbst in Entspannung versetzen können, ist es an der Zeit, die Zeitverzerrung zu trainieren. Begeben Sie sich in eine tiefe Entspannung. Suggerieren Sie sich nun, dass fünf Minuten wie eine Minute sind. Wenn Sie sich bei der Geburt dem Ende der Verkürzungs- und Öffnungsphase nähern, kann Ihnen Ihr Geburtsgefährte suggerieren, dass zwanzig Minuten wie fünf erscheinen.

Durch die Verzerrung des Zeitgefühls und den begleitenden Zustand des Vergessens werden Sie während der letzten Phase der Geburt, in der viele Mütter sowieso alles um sich her ausblenden und bei sich selbst sind, eine noch tiefere Verbindung zu Ihrem gebärenden Körper und Ihrem Kind spüren können. Der Zeitverlust, das Loslassen, das Vergessen und die Innigkeit mit sich selbst und Ihrem Kind sind ein Geschenk, das die Natur Ihnen gerne macht, wenn Sie es annehmen wollen. Sie sind dann in einem ausreichend tiefenentspannten Zustand, in dem Sie die Geburt ganz Ihrem Körper und Ihrem Kind anvertrauen können.

## IM REGELMÄSSIGEN TRAINING LIEGT DER SCHLÜSSEL ZUM ERFOLG

Der Schlüssel zu einer sanften, natürlichen Geburt liegt nicht allein im Wissen und Ausprobieren der Hypnobirthing-Techniken, sondern im regelmäßigen Training. Alles, was Sie neu lernen, müssen Sie kontinuierlich üben, um es wirklich zu beherrschen. Um bei der Geburt die entspannenden Methoden des Hypnobirthing abrufen zu können, müssen Sie Ihren Körper zuvor über Wochen und Monate entsprechend konditionieren. Die Übungen müssen Ihnen sozusagen in Fleisch und Blut übergehen, damit Sie zu jeder Zeit und vor allem während des Geburtsverlaufs abrufbar sind. Es reicht nicht, wenn Sie über die

Methoden der Entspannung und Visualisierung lesen und sich vornehmen, sie bei der Geburt umzusetzen. Das würde nicht funktionieren, gerade weil die Geburt eine besondere Situation darstellt, die neu für Sie ist und Sie unbewusst doch aus Angst vor Schmerzen Ihren Körper anspannen könnten. Alles verstandesmäßige Wissen um Selbsthypnose und Selbstentspannung würde Ihrem Körper nicht helfen, weil er nicht gelernt und mehrmals erfahren hat, wie tiefe Entspannung funktioniert.

Auch der Besuch eines Hypnobirthing-Kurses einmal die Woche ist nicht ausreichend, wenn Sie dazwischen nicht täglich oder zumindest fast täglich üben. Denken Sie immer daran, dass eine Konditionierung Zeit braucht. Ihr Körper muss einen Zustand mehrmals erfahren, damit Sie ihn zu jedem beliebigen Zeitpunkt immer wieder herstellen können.

Wenn Sie keinen Hypnobirthing-Kurs in Ihrer Nähe finden, können Sie dennoch regelmäßig mit einer Anleitungs-CD und/oder diesem Buch üben. Stellen Sie sich ein Entspannungsprogramm zusammen, das zu Ihrer täglichen Routine wird. Während Sie Ihre Übungseinheiten durchführen, dürfen Sie nicht gestört werden. Wählen Sie daher einen festen Zeitpunkt, zu dem das möglich ist. Legen Sie das Telefon beiseite und finden Sie einen gemütlichen Ort mit gedämpftem Licht. Tragen Sie bequeme Kleidung und nutzen Sie eine leichte Decke, damit Sie während der Übungen nicht frösteln. Verwenden Sie spezielle Hypnobirthing-CDs, da die Hintergrundmusik auf die Anleitungen abgestimmt ist und Ihr Körper am besten auf diese Musik reagiert.

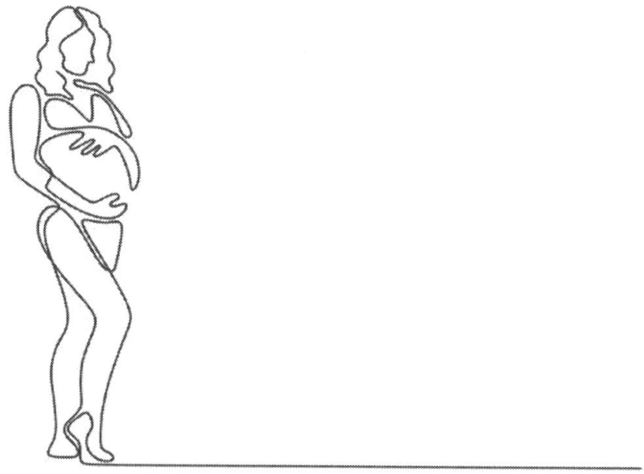

# WIE SIE IHREN GEIST AUF HYPNOBIRTHING VORBEREITEN

Die beiden essentiellen Erfolgsfaktoren sind Entspannung und Visualisierung. Das wissen wir bereits von den Athleten. Die meisten haben einen Coach an der Seite, der ihnen effektive

Techniken der Entspannung und Visualisierung lehrt. Es ist wissenschaftlich belegt, dass der Körper dem Geist folgt. Über den Geist programmieren bzw. konditionieren wir unseren Körper auf Ziele, die wir erreichen wollen. Zunächst visieren wir also unser Ziel an. Es ist wichtig, dass unser Fokus hier ganz klar ist. Bestimmen Sie so genau wie möglich, was Sie wollen und formulieren Sie es positiv. Sagen Sie nicht „Ich möchte, dass meine Geburt nicht schmerzvoll ist", sondern formulieren Sie es lieber: „Ich werde eine sanfte, schöne Geburt erleben". Ihr Geist hört in der ersten Formulierung nur das Wort „schmerzvoll", während er in der zweiten Formulierung die Worte „sanft" und „schön" in sich aufnimmt. Sie kennen vielleicht den Satz „Energie folgt der Aufmerksamkeit". Wir manifestieren in unserem Körper und auch in unseren Einstellungen das, worauf wir unsere ganze Aufmerksamkeit lenken.

Sportler lernen, sich nicht zu „pushen" - also nicht zu „pressen" - sondern sich zu lockern und loszulassen. Sie fokussieren zunächst Ihren Geist auf das, was sie erreichen wollen. Sie sehen, wie sie als Erster ins Ziel kommen, wie sie sich von Woche zu Woche steigern und wie sie ihre sportliche Disziplin perfekt ausführen. Sportler wissen, dass Stress und Anspannung im Geist das gleiche Resultat im Körper erzeugt. Das Geheimnis eines erfolgreichen Sportlers ist das Bezwingen von Stress und Furcht. Nur so können sie irgendwann ihre Sportart so mühelos ausführen. Das ist es, was wir bewundern.

Genauso bewundernswert ist es, wenn Mütter jeder Geburtswelle mit einem gelassenen Blick begegnen. Sie wirken nicht erschöpft oder voller Furcht. Ja, sie lächeln sogar nach jeder Welle, weil sie sich ihrer selbst bewusst sind und das freudige Ereignis, das ihr Kind nun das Licht der Welt erblickt, genießen. Die Hauptelemente dieses Hypnobirthing sind die Ruheatmung und die Wellenatmung. Sie werden Ihnen helfen, sich mit Ihren natürlichen Instinkten zu verbinden.

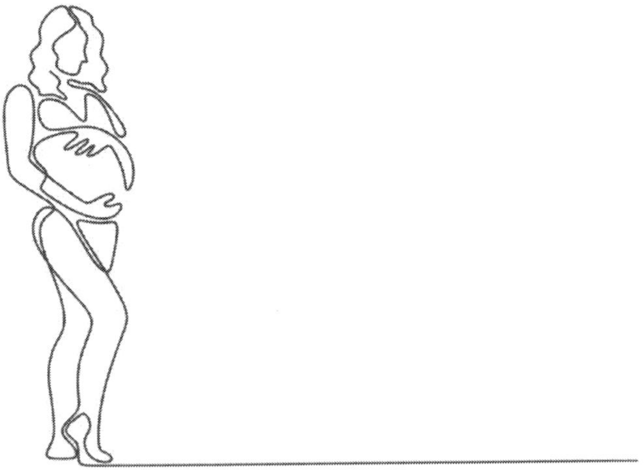

# ANGST

Angst – allein dieses Wort löst in uns bereits großes Unbehagen aus. Wie fühlt es sich für Sie an, wenn wir diesen Begriff nun noch mit dem Wort „Schmerz“ kombinieren? Spüren Sie, wie sich alles in Ihnen zusammenkrampft? Wie Sie vielleicht sogar wirklich einen Schmerz oder Verspannungen erleben? Viele Mütter erfahren die Schwangerschaft als ein freudiges Erlebnis. Wenn man Sie jedoch auf die Geburt anspricht, wollen Sie diesen Tag am liebsten ausblenden. Dabei ist er der wunderbare Höhepunkt der freudvollen Schwangerschaft, einer der schönsten Augenblicke ihres Lebens.

Der Glaube an den Schmerz ist so stark, dass er alles überschattet. Dabei ist er wie gesagt nur ein Glaube, ein Konzept – und Konzepte kann man in Frage stellen, besonders, wenn Sie wissen, wie die Auffassung, dass Geburt aus Schmerz bestehen muss, entstanden ist. Bis in die 70er Jahre hinein war es eine gängige Methode, Frauen zu betäuben. Das „Holen" des Kindes wurde den Ärzten überlassen. Das waren die sogenannten Zangengeburten. Die Frauen wurden entmündigt. Als später die Mütter ihre Kinder in vollem Bewusstsein gebären durften, vertraten Ärzte und Hebammen die Meinung, dass die Frau pressen müsse, damit das Kind herauskommt. Schließlich ging es bisher auch nicht ohne Zangen, Saugglocken und Co. Wenn ein Baby nur durch Pressen auf die Welt kommt, wie können sich Ärzte dann erklären, dass auch Mütter, die im Koma sind, ihr Kind auf natürliche Weise gebären können? Die Antwort ist: Das Kind weiß, wann es kommen will und die Natur ebnet ihm automatisch den Weg dafür.

Leider gibt es auch heute noch viele Methoden, die darauf abzielen, Ihre Aufmerksamkeit vom „notwendigen" Schmerz wegzulenken. Mit anderen Worten: Sie sollen die Existenz des Schmerzes verdrängen. Sie sollen die Schwangerschaft genießen und sich eines bevorstehenden Schmerzes nicht bewusst sein. Das klingt auf den ersten Blick ganz gut, hilft Ihnen aber nicht wirklich, da die Angst vor dem Schmerz in Ihrem Unterbewusstsein weiter brodelt. Wie sollen Sie so die Schwangerschaft unbeschwert genießen können? Andere Methoden suggerieren Ihnen, dass Schmerz ein sehr wichtiges Warnsignal ist, das Ihnen zeigt, wo Sie im Geburtsverlauf stehen, damit Sie anhand des Schmerzgrades die passende Technik für die nächste Geburtsphase anwenden können. Wieder andere Theorien besagen, dass Sie den Schmerz als unausweichlichen, aber nützlichen Freund annehmen sollen. Wenn Sie den Schmerz ertragen, können Sie von ihm lernen, so lautet die Kernaussage. Bei manchen Methoden wird der Schmerz sogar als ein Mittel verehrt, mit dem Sie die Befähigung zur Weiblichkeit erlangen. Das Ertragen des Schmerzes würde den Charakter stärken. Das mag alles sogar wahr sein, dennoch verfehlen diese Theorien eine zentrale Wahrheit. Und das ist die, dass große Schmerzen bei der Geburt nicht zwingend von der Natur vorgesehen sind. Die oben beschriebenen Methoden sehen den Schmerz als gegeben an. Da er einen Zweck erfüllen muss, bleibe uns nichts anderes übrig, als einen Sinn in ihm zu finden und ihn entsprechend dieser Sinngebung zu behandeln. Das tröstet die meisten Frauen wenig. Schmerz und die Erwartung des Schmerzes sind einfach nur furchterregend.

Dass Schmerz während der Geburt nicht sein muss, können wir im Tierreich sehen. Haben Sie schon einmal den Geburtsverlauf einer Katze, eines Hundes oder Pferdes erleben dürfen? Er geschieht viel müheloser als bei uns, nicht wahr? Tiere können die Geburt sogar hinauszögern, wenn sie sich in einer Umgebung unwohl fühlen. Warum sollte die Geburt im Tierreich sanfter und leichter verlaufen als bei uns Menschen? Und warum beschreiben Mediziner Schmerz als ein Warnsignal des Körpers, dass etwas schief läuft? Es stimmt: Wir verspüren Schmerzen nur, wenn wir uns verletzen oder unseren Körper falsch behandelt haben. Warum also sollte uns die Geburt unerträgliche Schmerzen bereiten? Wir sprechen den Frauen dieselben instinktiven Fähigkeiten, die Tiermütter besitzen, einfach ab. Ist das nicht merkwürdig?

## WARUM SIE ÜBERHAUPT KEINE ANGST HABEN MÜSSEN

Wenn wir uns den Aufbau der Gebärmutter anschauen, wird uns schnell klar, dass sie perfekt auf die Geburt ausgelegt und vorbereitet ist. Alle Muskeln sind dazu da, in perfekter Harmonie zusammenzuarbeiten, vorausgesetzt die Mutter ist entspannt und lässt es auf ganz natürliche Weise geschehen.

Unsere Gebärmutter besteht aus drei Muskelschichten. Die beiden Schichten, die ich Ihnen besonders nahe bringen möchte, sind die äußere Schicht mit in Längsrichtung verlaufenden Muskeln, und die innere Schicht mit horizontal ausgerichteten, ringförmigen Muskeln. Die Längsmuskeln sind auf die Lage des Kindes ausgerichtet. Die horizontalen Muskeln umschließen das Kind. Sie befinden sich im unteren Teil der Gebärmutter und sind am stärksten kurz vor der Öffnung der Gebärmutter, dem Muttermund. Damit sich der Ausgang der Gebärmutter öffnet, sodass das Kind sich leicht hinunterbewegen kann, müssen die unteren, dickeren Muskeln sich entspannen. Die starken Längsmuskeln der äußeren Gebärmutterschicht führen nach hinten und über den oberen Teil der Gebärmutter entlang. Wenn sie sich anspannen, ziehen sie die entspannten ringförmigen Muskeln am Gebärmutterhals heran. Dadurch verkürzt und öffnet sich der Gebärmutterhals stetig. Sie werden das Arbeiten dieser langen Muskelbänder, die das Kind nach unten und schließlich aus der Gebärmutter herausschieben, als wellenartige Bewegung spüren. Viele Mütter, die Hypnobirthing erlebt haben, berichten, dass diese zusammenziehende Bewegung das einzige war, was sie während der Verkürzungs- und Öffnungsphase gespürt haben.

Das Wichtigste in Kürze, was Sie sich merken müssen, ist: Die Anspannung der Längsmuskeln bewirkt ein Zusammenziehen, eine Beugungs- und eine „Nach-unten-Bewegung“. Damit dies reibungslos geschieht, müssen sich die Ringmuskeln entspannen und sich zurückziehen. Dieser natürliche Verlauf hat zur Folge, dass sich der Gebärmutterhals verkürzt und öffnet. Einer natürlichen, sanften Geburt steht somit nichts im Wege.

Es ist die Wellenatmung, die Sie beim Zusammenspiel mit den Gebärmuskeln unterstützt. Wenn Sie diese Atemtechnik mit der Entspannungsübung, die Sie am besten täglich zu Hause ausführen, verbinden, werden Sie Ihren Körper in den notwendigen entspannten Zustand versetzen können und Ihre Muskelanspannungen wirkungsvoller machen. Das wird Ihren Geburtsverlauf wesentlich verkürzen. Sie werden bis zu Ihrer Geburt gelernt haben, sich die unteren Ringmuskeln als weiche, blaue Satinbänder vorzustellen, die sich dem Zug der oberen Muskeln nicht widersetzen.

## NUR DIE ANGST IST DER FEIND DER NATÜRLICHEN GEBURT

Ist das oben beschriebene Zusammenspiel der Gebärmuskeln nicht wunderbar? Ich beschreibe Ihnen nun, was passieren würde, wenn Sie bei der Geburt angsterfüllt und angespannt wären.

Die negative Wirkung der Furcht auf den Geburtsverlauf lässt sich bis zur Funktion des vegetativen Nervensystems (VNS) verfolgen. Dabei handelt es sich um das Kommunikationsnetzwerk in unserem Körper.

Die Hauptfunktion des VNS ist, Informationen und Botschaften, die es erhält, zu deuten und zu entscheiden, wie darauf reagiert werden soll. Schließlich gibt es einen entsprechenden Befehl an andere Systeme des Körpers. Die Reaktionen auf diese Impulse unterliegen nicht unserer bewussten Kontrolle.

Damit Sie genau verstehen, wie sich Stress ungünstig auf die Geburt auswirkt, möchte ich Ihnen die beiden ergänzenden Systeme innerhalb des VNS erklären, nämlich das sympathische und das parasympathische

Nervensystem. Sie kontrollieren jene Reaktionen, die zum Beispiel unsere Atmung beschleunigen oder verlangsamen, unseren Herzschlag erhöhen oder verringern und unsere Verdauungsprozesse anhalten oder fortsetzen. Das sympathische System wird aktiviert, wenn wir Stress und Angst empfinden oder uns erschrecken. Das sympathische System hat nun die Aufgabe, uns vor den Gefahren zu verteidigen. Es ist unser Notfallprogramm, das uns veranlasst, die Pupillen zu erweitern, das Herz schneller und stärker schlagen zu lassen. Dagegen unterbricht es verschiedene Funktionen, die für die Verteidigung nicht gebraucht werden. Auch die Versorgung einiger Organe wird eingestellt. Sie befinden sich in einem Alarmzustand, der ein absoluter Ausnahmezustand sein sollte. Auf keinen Fall sollten Sie regelmäßig in diesen Zustand geraten. Der genaue Gegensatz zum sympathischen System ist das parasympathische System, das Ihren Körper in Harmonie und Ausgeglichenheit hält. Sie sind in einem Zustand der Ruhe, Ihre Herzfrequenz ist langsam und regelmäßig und die Ausschüttung schädlicher Neuropeptide wird ebenfalls verlangsamt. Um gesund zu bleiben, sollten Sie die meiste Zeit Ihres Lebens in diesem Zustand verbringen.

Was hilft uns dieses Wissen nun bei der Geburt? Es ist so, dass das sympathische System nicht nur auf wirkliche Bedrohungen reagiert, sondern auch auf wahrgenommene. Das bedeutet, dass die negativen Botschaften, die Mütter immer wieder aufnehmen, als wirklich existierende Bedrohung behandelt werden. Sie werden zu einem Teil ihres Glaubenssystems und schaden damit regelmäßig dem chemischen Gleichgewicht des Körpers. Die Furcht und die Disharmonie im Körper wirken sich nicht nur negativ auf den emotionalen Zustand der Mutter, sondern auch auf den des ungeborenen Kindes aus.

Stellen Sie sich nun vor, Sie begeben sich mit Angst und Stress in die Geburt. Dann befindet sich Ihr Körper in der Verteidigungshaltung, noch bevor der Geburtsprozess überhaupt richtig losgeht. In Ihnen werden Stresshormone, sogenannte Katecholamine, ausgeschüttet und Ihr Körper stellt Sie vor die Wahl: Kämpfen, Flüchten oder Erstarren? Da Sie während der Geburt weder kämpfen noch flüchten können, bleibt Ihnen nur die dritte Option: Erstarrung. Die Gebärmutter ist aber kein Teil des Verteidigungsmechanismus, was dazu führt, dass der Körper das Blut in andere Bereiche leitet, die der Verteidigung dienen. Das bringt die Arterien, die zur Gebärmutter führen, dazu, sich zu verengen, was wiederum die Zufuhr von Sauerstoff und Blut herabsetzt. Da Blut und

Sauerstoff für die Muskelfunktion in der Gebärmutter essentiell sind, spannen sich nun die unteren ringförmigen Muskelfasern am Gebärmutterhals an und verengen sich, anstatt sich zu entspannen und zu öffnen. Die oberen Längsmuskeln versuchen weiterhin, die ringförmigen Muskeln auseinanderzuziehen, schaffen es aber nicht. Somit bleibt der Gebärmutterhals angespannt und geschlossen. Was passiert, wenn beide Muskelgruppen gegeneinander statt miteinander arbeiten? Es entsteht großer Schmerz! Das wirkt sich auch negativ auf das Kind aus. Die oberen Längsmuskeln wollen das Kind herausschieben. Der Kopf des Kindes wird dabei gegen die eng geschlossenen unteren Muskeln gedrückt, die einfach nicht nachgeben können. Das verursacht für Sie und Ihr Kind sinnlose Schmerzen. Darüber hinaus wird der Geburtsverlauf verlängert oder gar zum Stillstand gebracht. Das führt häufig zu einem Kaiserschnitt. Ein weiterer Nachteil für das Kind ist die eingeschränkte Sauerstoffversorgung der Gebärmutter, weil es dadurch auch an mangelndem Sauerstoff leidet. Dieser Zustand sollte nicht über einen längeren Zeitraum anhalten. Wenn ein solcher Geburtsstillstand eintritt, endet das üblicherweise mit einem Eingriff.

Wenn Sie die Zusammenhänge verinnerlicht haben, die zu einer Geburt mit Komplikationen oder einer sanften, natürlichen Geburt führen, haben Sie die absolute Macht, die Vorgänge in Ihrem Körper zu beeinflussen. Sie sind es, die Ihren Körper lenkt. Daher müssen Sie keine Angst mehr haben, dass er etwas tut, was Sie nicht wollen. Sie haben gelesen, wie Sie Schmerz verursachen oder verhindern können. Sie haben es in der Hand. Wenn Sie die Verantwortung nicht an andere abgeben, wissen Sie, was auf Sie zukommt und müssen keine Angst mehr davor haben.

## WIE SIE DIE ANGST AUFLÖSEN

Sie werden merken, wie in der Schwangerschaft viele Gefühle, Fragen und Sorgen auftreten. Vielleicht sind Ihnen einige der auftretenden Gefühle neu, andere kommen wieder hoch, nachdem Sie sie eine Zeitlang verdrängt haben. Sie werden natürlich auch an Ihre Zukunft mit der kleinen Familie denken und sich vielleicht fragen, ob Sie Ihrem Kind alles geben können, was es braucht. Die Geburt eines Kindes bringt einige Veränderungen für Ihr Leben und das Leben Ihres Partners mit sich. Unter all den Gefühlen, die aufkommen, sollten Sie diese herausfiltern, die Ihnen nicht gut tun. Betrachten Sie zunächst die schmerzlichen Erinnerungen und Erfahrungen, die Sie quälen und suchen Sie sich im nächsten Schritt Hilfe, um die damit verbundenen negativen Emotionen aufzulösen. Wenn Sie diese weiterhin mit sich herumtragen, kann das Ihre Fähigkeit einschränken, sich der Geburt offen und frei zu nähern. Treten Sie Ihren negativen Emotionen bewusst entgegen und versuchen Sie nicht, Sie zu verdrängen, weil Sie meinen, Sie würden jetzt nicht in Ihr Leben passen und Sie müssten sich ganz auf die Schwangerschaft konzentrieren. Das Konzept, negative Gefühle einfach beiseite zu schieben, könnte Ihnen durch die Schwangerschaft helfen. Es ist jedoch möglich, dass die unterdrückten Sorgen und Bedenken bei der Geburt als Ängste an die Oberfläche treten und diese ungünstig beeinflussen. Nehmen Sie daher Gelegenheiten wahr, sich mit Ihrem Partner oder Ihren Freunden darüber zu unterhalten. Erforschen Sie gemeinsam die Gedanken, die Sie verstören.

Wenn Sie an einem Hypnobirthing-Kurs teilnehmen, wird Ihr Kursleiter Ihnen helfen, Bereiche Ihres Lebens aufzulisten, die möglicherweise zu Hindernissen werden könnten. Er wird im Kurs Sitzungen zur Auflösung hinderlicher Emotionen durchführen. Falls die Gespräche mit Ihrem Partner und Ihren Freunden sowie die Sitzungen im Kurs nicht ausreichen, um Ihre Ängste aufzulösen, können Sie Ihren Kursleiter um ein Einzelgespräch bitten. Sollten Sie keinen geschulten Kursleiter an der Seite haben, gibt es die Möglichkeit, eine Hypnotherapie zu machen. Eine hypnotherapeutische Sitzung ist eine der effektivsten Methoden, Furcht und andere schädliche Emotionen aufzulösen.

Um Ihre Furcht zunächst einmal selbst zu ergründen, möchte ich Ihnen einige Beispiele nennen, worüber schwangere Frauen sich oft Sorgen machen. Vielleicht treffen ein oder mehrere Beispiele auf Sie zu. Machen Sie sich auf jeden Fall eine individuelle Liste der Themen, die Sie belasten.

Themen, welche die Geburt negativ beeinflussen könnten, sind:

### Dramatische Geburtserzählungen anderer Frauen

Werden Sie von Ihrer Umgebung mit Geschichten über negative Geburtserfahrungen „gefüttert“? Dann ist es wichtig, dass Sie diese Erzählungen nicht auf Ihre eigene Geburt beziehen. Schließlich üben Sie regelmäßig die Hypnobirthing-Techniken und wissen, dass der Schlüssel zu einer sanften Geburt in der richtigen Atmung und Entspannung liegt. Ihre Freundinnen und Familienangehörigen hatten dieses Wissen wahrscheinlich nicht. Es gibt für Sie überhaupt keinen Grund anzunehmen, dass Ihre Geburt so verläuft wie bei anderen. Wenn Sie die

Möglichkeit haben, sollten Sie zum Ausgleich mit Müttern sprechen, die mit Hypnobirthing Ihr Kind zur Welt gebracht haben. Füttern Sie Ihren Geist, Ihren Körper und Ihr ungeborenes Kind mit starken Geschichten und lassen Sie die dramatischen Erzählungen nicht in sich hinein. Das bedeutet nicht, dass Ihnen niemand mehr von belastenden Dingen erzählen darf. Schließlich ist es auch für die anderen Frauen wichtig, sich über Gefühle, die Ihnen schwer auf der Seele liegen, auszutauschen. Negative Geschichten nicht in sich hineinzulassen bedeutet nur, dass Sie diese nicht auf Ihr Leben und Ihre Geburt beziehen und aktiv umso mehr nach stärkenden Botschaften suchen.

### Eigene negative Geburtserfahrungen

Haben Sie bereits eine oder mehrere Geburten hinter sich, die hart und langwierig waren? Wenn Ihre Geburten bisher nicht so verlaufen sind, wie Sie es sich gewünscht hatten, dann freuen Sie sich nun darauf, dass Sie für Ihre bevorstehende Geburt mehr Wissen, einen besseren Plan und eine gezieltere Vorbereitung mitbringen. Vertrauen Sie mit jeder Hypnobirthing-Übung, die Sie durchführen, immer mehr auf deren Wirkung und lassen Sie die Erinnerungen an die vorhergehenden Geburten los.

### Ihre eigene Geburt

Was haben Sie über Ihre eigene Geburt gehört? Ermutigen Sie die Erzählungen darüber oder sind sie furchteinflößend? Haben Sie eine quälende Vorahnung, dass Sie eine ähnliche Geburt wie Ihre Mutter erleben werden? Wenn die Geburtserzählungen nicht ermutigend sind, kann es nun Ihr Ziel sein, zu erkennen, dass Sie nicht Ihre Mutter sind und Ihre Geburt nicht die Ihrer Mutter ist. Sie sind eine andere Person, die in einer anderen Zeit und mit anderen Bedingungen lebt.

### Kindererziehung

Wie ist Ihre Einstellung zur Kindererziehung? Ist sie so positiv, dass Sie sich auf die Aufgabe freuen, ein Kind großzuziehen oder zweifeln Sie an Ihrer Fähigkeit, eine gute Mutter zu sein? Überfordert Sie der Gedanke an das Mutterwerden? Oft können Eltern, die selbst nicht mit guten Vorbildern aufgewachsen sind, daraus lernen. Wenn sie analysieren, was sie in ihrer eigenen Kindheit verletzt hat, wissen sie, was sie in der Erziehung ihrer eigenen Kinder auf keinen Fall tun würden. Es ist also immer möglich, eine negative Erfahrung in ein positives Element umzuwandeln.

**Partnerschaft**

Ist Ihre Partnerschaft von Liebe und Achtung getragen? Reden Sie offen über alles und schenken Sie sich volles Vertrauen? Sind Sie davon überzeugt, dass Ihre Partnerschaft auf einem starken Fundament steht und Sie die zusätzliche Sorge, ein Kind aufzuziehen, gemeinsam tragen können? Wenn Sie das Gefühl haben, dass Sie sich noch einmal aussprechen oder besondere Vereinbarungen treffen müssten, kann eine vertrauensbildende Sitzung helfen. Dabei werden Sie vielleicht Fähigkeiten erkennen, die Ihnen zuvor nicht bewusst waren. Das Zusammenarbeiten beim Hypnobirthing kann den wunderbaren Nebeneffekt haben, dass Ihre Bindung noch weiter gestärkt wird.

**Gibt es genügend Unterstützung?**

Es ist wichtig, dass Sie während der Schwangerschaft das Gefühl haben, nach der Geburt Ihres Kindes genügend Unterstützung zu bekommen. Das kann die Unterstützung Ihres Partners sein, aber auch die einer Freundin oder Familienangehöriger. Trauen Sie sich, das Thema anzusprechen und die Menschen in Ihrer Umgebung wissen zu lassen, dass Sie Hilfe benötigen. Falls Sie keine Unterstützung von Ihrem Umfeld erwarten können, dann nutzen Sie die Zeit der Schwangerschaft, um Ihre eigenen Ressourcen zu erkennen. Analysieren Sie, welche Stärken Sie zusätzlich aus- und aufbauen müssen, um sich selbst optimal zu unterstützen. Scheuen Sie sich nicht, dabei eventuell die Hilfe eines Therapeuten in Anspruch zu nehmen.

**Medizinische Versorgung**

Fühlen Sie sich bei Ihrer Frauenärztin oder Ihrem Frauenarzt wohl? Stimmt die Chemie zwischen Ihnen und der Hebamme? Unterstützen sie alle Ihre Pläne für die Geburt? Haben Sie den Wunsch nach einer natürlichen Geburt offen besprochen? Basieren Ihre Entscheidungen auf Angst oder Vertrauen? Es ist wichtig, dass Sie sich bei der medizinischen Versorgung während der Schwangerschaft sicher und verstanden fühlen und Sie das Gefühl haben, dass alle an einem Strang ziehen.

### Finanzelle Situation

Wenn Sie glauben, dass Ihre finanzielle Situation es Ihnen schwer machen wird, ein Kind großzuziehen, dann suchen Sie sich Unterstützung, um diesen Glaubenssatz aufzulösen. Ein guter Ansprechpartner wäre zum Beispiel Ihr Hypnobirthing-Kursleiter. Er kann mit Ihnen über das Prinzip des Reichtums und das Gesetz der Anziehung reden. Vielleicht kann er Ihnen entsprechende Kurse, CDs oder Bücher empfehlen, sodass Sie die Wahrheit verinnerlichen. Sie lautet, dass Sie bekommen, was Sie brauchen.

### Wohnverhältnisse

Haben Sie zu Hause genügend Platz für ein Kind? Können Sie die Wohnverhältnisse entsprechend verändern? Wie groß müssen die Veränderungen sein? Sprechen Sie über Ihre Wünsche und Sie werden selbst oder mithilfe anderer erkennen, wie sich Ihre Verhältnisse ändern können.

### Beruf und Karriere

Machen Sie sich Gedanken, wie es beruflich nach der Geburt Ihres Kindes weitergehen soll? Können Sie Ihre eigenen Ziele durch Neugliederung und Planung weiterverfolgen oder müssen Sie diese auf Eis legen? Sind Sie unentschieden, ob Sie wieder arbeiten oder zu Hause bei Ihrem Kind bleiben möchten? Betrachten Sie diese Fragen offen und ehrlich. Spüren Sie in sich hinein, was Sie wirklich wollen.

### Frühere Beziehungen

Liegt Ihnen noch eine frühere, unglückliche Beziehung schwer im Magen? Haben bestimmte Erfahrungen schmerzvolle Gedanken in Ihnen hinterlassen? Spätestens in der Schwangerschaft ist es nun an der Zeit, diese Gedanken abzustreifen und Ihre Emotionen zu heilen. Scheuen Sie sich also nicht davor, sie in einer Befreiungssitzung zu bearbeiten.

### Missbrauchserfahrungen

Nichts steht enger mit Ihrem Körper in Verbindung als Erfahrungen des körperlichen oder sexuellen Missbrauchs. Daher könnten gerade bei der Geburt damit verbundene schmerzliche Gedanken an die Oberfläche kommen. Gefühle der Hilflosigkeit, Unzulänglichkeit oder Furcht könnten Ihren Körper anspannen, verkrampfen und die Gebärmutter verschlossen halten. Arbeiten Sie unbedingt mit einem Hypnotherapeuten zusammen, um Ihre inneren Konflikte zu lösen.

Nehmen Sie die Liste Ihrer zu bearbeitenden Lebensthemen ernst. Bei der Geburt funktionieren Geist und Körper am besten, wenn sie ein harmonisches Verhältnis zueinander haben. Je befreiter Sie von einschränkenden Gedanken und Glaubenssätzen sind, desto einfacher werden Sie entspannen.

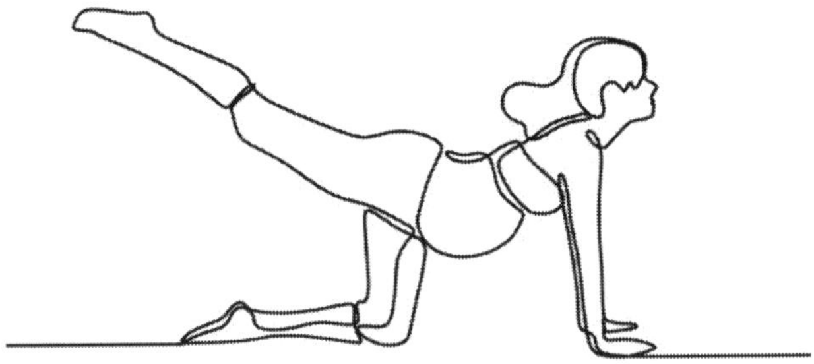

# ERNÄHRUNG UND BEWEGUNG

Bisher habe ich die emotionalen, mentalen und psychologischen Aspekte beleuchtet. Sie sind alle wichtig für eine sanfte und entspannte Geburt. Doch auch Ihre Ernährung und die physische Vorbereitung können einen großen Unterschied für den Verlauf und den Ausgang der Geburt machen. Eine gesunde Ernährung bewirkt eine gesunde Schwangerschaft und Geburt.

## GUTES WASSER IST DIE GRUNDLAGE

Etwa 60 Prozent Ihres Körpers besteht aus Wasser. Es ist eines der Haupttransportmittel, die wichtige Nährstoffe zu Ihren Geweben und Muskeln bringen. Wasser benötigen Sie für eine optimale Verdauung, da es die Nahrung im Verdauungssystem befördert und die schädlichen Abfallprodukte aus Ihrem Körper transportiert. Darüber hinaus dient es als Schmiermittel und Polster für Gelenke und Muskeln. Auch für das Rückenmark und die Aufrechterhaltung einer gesunden Körpertemperatur ist Wasser enorm wichtig. Genügend Wasser zu trinken bildet somit die Grundlage für Gesundheit und Wohlbefinden.

In der Schwangerschaft arbeiten die Nieren stärker, um schädliche Stoffe auszuleiten. Mit einer erhöhten Wasserzufuhr können Sie diesen Vorgang unterstützen und einer späteren Schwangerschaftstoxikose sowie Gelenkschmerzen, Verstopfung, Muskelkrämpfen, Verdauungsproblemen und weiteren Unannehmlichkeiten vorbeugen.

Die Frage nach der Menge an Wasser, die Sie täglich zu sich nehmen sollten, ist einfach zu beantworten. Allgemeine Vorgaben sprechen von etwa 2,5 Litern pro Tag. Doch äußere Faktoren wir Lufttemperatur, Luftfeuchtigkeit, Höhenlage, körperliche Anstrengung und ballaststoffreiche Ernährung erfordern eine höhere Wasserzufuhr als 2,5 Liter. Sie müssen das Trinken aber gar nicht so sehr an Zahlen orientieren, sondern können einfach nur Ihren Körper beobachten. Wenn Sie ausreichend Flüssigkeit zu sich nehmen, hat Ihr Urin etwa die Farbe von heller Limonade. Sobald er gelber ist, müssen Sie regelmäßiger trinken und den Eiweißverbrauch steigern.

Beim Wasser geht es aber nicht nur um die Menge, die Sie aufnehmen, sondern auch ganz entscheidend um die Qualität. Trinken Sie nicht das Leitungswasser aus dem Wasserhahn, da es zu sehr belastet ist, auch, wenn die Grenzwerte Ihnen etwas anders vorgaukeln möchten. Alternativen sind gefiltertes Wasser oder reines Quellwasser.

## SIE ESSEN NUN FÜR ZWEI

Sie tragen nun ein Kind im Bauch, das sich entwickelt und wächst. Sie bauen ein kleines Wesen auf, das aus Organen, Gewebe, Muskeln, Knochen, Blut und Zellen besteht, die sich stetig weiter ausbilden. Sie allein sind die Nahrungsquelle, die Ihr Kind zum Wachsen hat. Wenn es alle wichtigen Nährstoffe zur Entwicklung haben soll, dann müssen Sie dafür sorgen, dass es sie auch bekommt. Sie können sich noch so viele gute Gedanken um Schwangerschaft und Geburt machen, wenn die Ernährung nicht stimmt, fehlt eine wesentliche Grundlage. Sie müssen die richtigen Materialien liefern, damit sich Ihr Kind gut entwickelt und Sie gesund durch die Schwangerschaft kommen. Spätestens jetzt, wenn Sie für zwei essen müssen, ist es an der Zeit, Verantwortung für eine gesunde Ernährung zu übernehmen.

Wenn Sie die Ernährung während der Schwangerschaft vernachlässigen, können Sie äußerlich zwar noch gesund erscheinen, werden eventuell aber am Ende der Schwangerschaft mit Problemen konfrontiert. Daher beinhaltet das Hypnobirthing-Programm nicht nur eine mental-emotionale Vorbereitung auf die Geburt. Die Philosophie des Hypnobirthing beruht auch darauf, die Konsequenzen einer schlechten Ernährung zu vermeiden, anstatt sie zu behandeln. Das sind Konsequenzen, die nicht nur Sie selbst, sondern auch Ihr Kind betreffen würden. Nur wenn Sie gesund sind, ist auch Ihr Kind gesund. Bei gesunden Müttern ist es seltener der Fall, dass die Kinder ein zu geringes Geburtsgewicht haben oder zu früh kommen. Eine Ausnahme bilden dabei Zwillinge. Es ist nicht außergewöhnlich, dass ein Zwilling mehr wiegt als der andere und dass sie zwei bis drei Wochen vor dem eigentlichen Geburtstermin auf die Welt kommen.

Die Schwangerschaft und der Geburtsverlauf von gesunden Müttern ist in der Regel „normal". Sie können also allein schon mit der richtigen Ernährung viel zu einer natürlichen Geburt beitragen. Eine gute Ernährung bedeutet aber nicht nur, wichtige Nahrungsergänzungsmittel wie Folsäure und Vitamin C einzunehmen. Diese Mittel stellen lediglich eine „Ergänzung" zu einer ausgewogenen Ernährung dar. Sie ernähren sich ausgewogen und gesund, wenn Sie frische, lokale und möglichst biologisch erzeugte Lebensmittel einkaufen. Meiden Sie behandelte Lebensmittel und Genussmittel auf Basis von Auszugsmehl und Industriezucker. Lesen Sie auf den Verpackungen genau, welche und wie viele Konservierungsstoffe, Farbstoffe etc. in Ihrer Nahrung enthalten sind. Ist die Liste mit den Zutaten sehr lang und beinhaltet sie viele Stoffe, die mit einem „E" gekennzeichnet sind, sollten Sie das Produkt lieber zurück ins Regal stellen.

Eine gesunde Ernährung während der Schwangerschaft bedeutet aber nicht, Kalorien zu meiden. Im Gegenteil: Sie sollten Ihre tägliche

Kalorienzufuhr um etwa 300 Kalorien erhöhen. Wichtig ist aber, dass Sie gesunde Kalorien zu sich nehmen.

Eine optimale Ernährung könnte in etwa so aussehen:

**Eiweißreiche Kost**

Essen Sie etwa 75 bis 100 Gramm Eiweiß pro Tag. Folgende Lebensmittel enthalten viel Eiweiß:

- Käse (außer Weichkäse wie Camembert, Brie und Roquefort)
- Unbelasteter Fisch
- Geflügel
- Lamm
- Kaninchen
- Mageres rotes Fleisch
- Tofu
- Eier
- Joghurt
- Butter
- Milch (aber in Maßen, weil Milchprodukte den Körper auch verschleimen)
- Gemüse
- Nüsse
- Sprossen
- Früchte

**Grüne Lebensmittel**

Auch grüne Lebensmittel sollten ein fester Bestandteil Ihrer täglichen Ernährung sein. Dazu zählen:

- Äpfel
- Trauben

- Brokkoli
- Dunkles, rohes Blattgemüse
- Sellerie
- Mangold
- Grüne Paprika
- Grüner Spargel
- Erbsen
- Avocados
- Rosenkohl
- Kohl
- Zucchini
- Kopfsalat
- Spinat
- Löwenzahnblätter
- Brunnenkresse
- Stangenbohnen

Bereiten Sie sich als Zwischenmahlzeit für neue Energie lieber einen Teller mit Obst zu, anstatt ein Nahrungsmittel mit Industriezucker zu verzehren. Das kostet sicher manchmal eine Menge Disziplin, lohnt sich aber für Sie und Ihr Kind. Natürlich können Sie sich ab und zu auch Süßigkeiten gönnen. In unserer heutigen Zeit ist es schwer, ganz auf künstlichen Zucker zu verzichten. Versuchen Sie aber, ein gesundes Maß beizubehalten.

**Orange Lebensmittel**

Essen Sie regelmäßig folgendes Obst und Gemüse:

- Aprikosen
- Nektarinen
- Mandarinen

- Orangen
- Cantaloupe-Melonen
- Pfirsiche
- Kürbis
- orange Paprika
- Karotten
- Süßkartoffeln

**Rote Lebensmittel**

In roten Lebensmitteln sind viel Eisen und weitere wichtige Nährstoffe enthalten. Zu rotem Obst und Gemüse zählen:

- Melonen
- Erdbeeren
- Äpfel
- Himbeeren
- Kirschen
- Rhabarber
- rote Paprika
- Radieschen
- Tomaten
- rote Kartoffeln

**Farbige Früchte**

Zu ihnen zählen:

- Birnen
- Ananas
- Kiwis
- Bananen

- Honigmelonen
- Trauben

**Was Sie über Salz und Zucker wissen sollten**

Salz ist nicht gleich Salz. Versuchen Sie, raffiniertes Salz zu meiden und ersetzen Sie es durch Meersalz, dem die Mineralien nicht entzogen wurden. Das gleiche gilt für Zucker. Rohrzucker, Stevia oder Xylit ist ein adäquater Ersatz für weißen Zucker.

**Das sollten Sie unbedingt meiden**

- Koffein
- Alkohol
- Nikotin
- Rohen Fisch
- Verarbeitetes Fleisch (Hotdogs, Mortadella, Leberwurst etc.)
- Schlechte Fette (Pommes, Chips, Fastfood)
- Weiße Lebensmittel (Nahrung aus Weißmehl und raffiniertem Zucker, weißer Reis, weiße Kartoffeln)
- Süßigkeiten (alles Süße mit raffiniertem Zucker, das keinen Nährwert hat)

## BEWEGUNG

Neben der Ernährung ist die Bewegung eine wichtige Säule der Gesundheit während der Schwangerschaft. Finden Sie ein gutes Maß, das Sie nicht überfordert, denn Bewegung soll Spaß machen und nicht zur Qual oder täglichen Pflichtübung werden. Suchen Sie sich ganz natürliche Möglichkeiten des körperlichen Trainings wie Schwimmen, tägliches Spazierengehen und sanfte Gymnastikübungen. Entsprechende Anleitungen für Pilates und Gymnastik speziell für Schwangere finden Sie zum Beispiel auf YouTube. Die Übungen sind in der Regel so leicht, dass Sie sie sofort ausführen können. Alternativ können Sie Kurse besuchen, wenn Ihnen die Anleitung durch einen Kursleiter vor Ort lieber ist. Essentiell ist das sanfte Training des Beckenbodens, weshalb ich Ihnen einen Pilateskurs für Schwangere sehr ans Herz lege. Dort treffen Sie andere Mütter, mit denen Sie sich austauschen können. In der Regel sind sie zur Geburt zuversichtlich eingestellt. Meiden Sie Gruppen, in denen negative Geburtsgeschichten kursieren.

**Beckenbodentraining**

Der Beckenboden wird leider von vielen Schwangeren noch recht stiefmütterlich behandelt. Dabei ist ein starker Beckenboden essentiell für eine natürliche Geburt. Daher sollten Sie ihn täglich trainieren und stärken. Es reicht nicht, einmal in der Woche an einem Pilateskurs für Schwangere teilzunehmen. Sie müssen die dort gezeigten Übungen auch regelmäßig zu Hause durchführen, da sie ganz entscheidend die Muskeln stärken, die in der Austrittsphase während der Geburt benötigt werden.

Hören Sie auch nach der Geburt mit dem Beckenbodentraining nicht auf! Es bringt die Muskeln um Scheide und After schnell wieder in die ursprüngliche Form und beugt einer Inkontinenz im Alter vor. Darüber hinaus kurbelt es das Liebesleben nach der Geburt wieder an.

Spätestens im letzten Teil der Schwangerschaft, wenn der Druck auf Blase und Damm immer größer wird, werden Sie für das tägliche Beckenbodentraining dankbar sein.

**Übung**

Setzen Sie sich hin und spannen Sie die untersten Anal- und Vaginalmuskeln so fest wie möglich an. Spannen Sie die Vaginalmuskeln immer weiter an, bis Sie sie ganz oben in der Scheide spüren. Die Analmuskeln spannen Sie so weit an, bis Sie das Gefühl haben, dass der After in den Enddarm hineingezogen wird. Es kann hilfreich sein, bei den Übungen von eins bis zehn zu zählen. Spannen Sie bei jeder Zahl etwas mehr an. Wenn Sie die Muskeln fest angespannt haben, halten Sie die Spannung für einige Sekunden und lassen Sie dann langsam los.

Sie können das Anspannen und Loslassen auch auf der Toilette ausprobieren. Steuern Sie Ihren Urin, indem Sie ihn durch Spannung stoppen und durch Loslassen weiterfließen lassen. Machen Sie diese Stopps jedoch nur, um zu Beginn Ihres Beckenbodentrainings zu spüren, dass Sie die richtigen Muskeln trainieren. Wenn Sie die Muskeln spüren und den Urinfluss stoppen konnten, brauchen und sollten Sie das Muskelanspannen auf der Toilette nicht weiter praktizieren, da durch häufiges Unterbrechen des Urinflusses ein Harnwegsinfekt auftreten könnte.

Üben Sie das Anspannen und Loslassen des Beckenbodens am besten mehrmals täglich jeweils fünf bis zehn Mal. Je öfter Sie trainieren, desto mehr stärken Sie Ihren Unterleib.

### Training der inneren Oberschenkel und die Beine

Da Sie während der Geburt eventuell verschiedene Positionen einnehmen werden, bei denen Sie sich mit den Beinen abstützen müssen, sollten Sie Ihre Beinmuskeln mit folgenden Übungen darauf vorbereiten.

### Übung I

Setzen Sie sich auf den Boden oder mitten auf ein Bett und legen Sie die Fußsohlen aneinander. Lehnen Sie sich etwas nach vorn und legen Sie die Hände auf die Knöchel. Ihre Ellenbogen liegen an der Innenseite der Knie. Pressen Sie nun die Knie leicht gegen die Ellenbogen. Wichtig ist, dass Sie zur Dehnung der Leistenmuskeln nur sanften Druck ausüben. Wenn Sie die Übungen immer wieder durchführen, ziehen Sie im Laufe der Zeit die Fersen immer näher an den Schritt, bis sie ihn berühren und die Knie fast auf dem Boden liegen. Gehen Sie wirklich langsam und vorsichtig dabei vor und überstürzen Sie nichts. Wenn Sie den nötigen Muskeltonus erreicht haben, sollten Sie nun für die nächsten Übungseinheiten zusätzlich die Wirbelsäule aufrichten.

Wenn Sie die Übung eine Weile allein durchgeführt haben, können Sie für die nächste Trainingseinheit Ihren Partner hinzuholen. Folgen Sie den Anweisungen wie oben beschrieben. Dabei setzt sich Ihr Partner hinter Sie, legt die Hände unter Ihre Knie und drückt nach oben, um Widerstand aufzubauen. Ihre Aufgabe ist es, die Knie gegen diesen Widerstand leicht nach unten zu drücken. Nun sollte Ihr Partner Ihre Knie nach unten drücken, während Sie die Knie gegen diesen Druck nach oben bewegen.

### Übung II

Sie setzen sich auf Ihr Steißbein und winkeln die Knie in Richtung Ihrer Schultern an. Ihre Handflächen befinden sich auf der Innenseite der Knie. Drücken Sie die Knie sanft nach außen. Bewegen Sie die Knie wieder zueinander und drücken Sie sie mit den Händen wieder auseinander. Führen Sie diese Bewegungen bei jedem Training etwa zehn Mal durch.

### Übung III: Der Frosch

Diese Übung ist eine einfache Vorwärts-Hocke, die aussieht wie die Stellung eines Frosches. Sie trainiert Ihre Muskeln und ist gleichzeitig eine sehr hilfreiche Gebärposition.

Sie können die Frosch-Position auf zwei Arten einnehmen.

Position I: Sie stützen Ihre Arme in der Hocke vorne zwischen Ihre gespreizten Beine.

Position II: Sie stützen die Arme hinter sich neben Ihre Hüften. Diese Haltung ist zum Gebären ideal, da Sie mit ihr den Druck vom Gesäß nehmen, den Geburtsweg für das Kind öffnen und dem Geburtshelfer einen guten Zugang ermöglichen.

Bei der Geburtsatmung ist die Frosch-Position Ihnen und Ihrem Kind äußerst nützlich. Zu den Vorteilen zählen:

- Die Beckenöffnung wird geweitet
- Das Dammgewebe wird entspannt und geöffnet
- Risse und die Notwendigkeit eines Dammschnitts werden vermieden
- Die Sauerstoffversorgung des Kindes wird verbessert
- Belastungen auf den unteren Rücken werden vermindert
- Der Geburtsweg ist kürzer
- Sie können Ihr Kind bei der Geburt sehen
- Die Schwerkraft wird optimal genutzt

Auch, wenn die Frosch-Position sehr effektiv ist und die Geburt enorm erleichtern kann, empfehle ich sie Ihnen nur, wenn Sie Arm- und Beinmuskeln während der Schwangerschaft regelmäßig trainieren. Andernfalls kann es zu Schmerzen oder Muskelverletzungen kommen, wenn Sie mit untrainierten Armen und Beinen längere Zeit in dieser Position verharren.

Tipp: Beim ersten Mal brauchen Sie vielleicht Hilfe, um die Frosch-Haltung einzunehmen. Halten Sie sich an Ihrem Partner fest, bis Sie die richtige Position gefunden haben. Dabei kann Ihr Partner vor oder hinter Ihnen stehen, um Sie zu stützen.

Gehen Sie langsam in diese Hockstellung, indem Sie zunächst mit den Füßen etwa einen halben Meter weit auseinander stehen. Lassen Sie sich mit Hilfe Ihres Partners nach Ihrem Tempo in die Hocke sinken. In der Hockstellung stehen Sie auf den Zehen, drehen die Knie nach außen und stützen die Hände vor oder hinter den Beinen auf den Boden.

Wenn es Ihnen leichter fällt, können Sie sich mit gespreizten Beinen hinknien, sich dann auf die Fersen setzen und Ihre Hände vor sich aufstützen. Aus dieser Haltung können Sie sich unkompliziert in einen Vierfüßlerstand begeben, der ebenfalls eine gute Gebärposition darstellt. Bringen Sie dafür Ihre Hände weiter nach vorn und heben Sie das Gesäß. Bei der Geburt ist es angenehmer, wenn die Geburtshelfer Ihnen ein Kissen unter Knie und Hände legen.

## GEHEN SIE SO VIEL WIE MÖGLICH

Gehen ist die beste Art von Bewegung, die Sie während der Schwangerschaft durchführen können. Neben regelmäßigen Spaziergängen können Sie auf Ihr Pensum kommen, indem Sie für die Arbeit oder das Einkaufen etwas weiter weg parken als gewohnt. Laufen Sie zu Fuß, wann immer sich die Möglichkeit bietet. Wählen Sie möglichst Wege mit ebenem und sicherem Boden. Ihre Schuhe sollten flach und bequem sein. Bis zur Mitte der Schwangerschaft tut rasches Gehen sehr gut. Danach sollten Sie zu schnelle Bewegungen vermeiden, um Ihr Kind nicht zu starken Stößen auszusetzen und das Blut nicht von der Gebärmutter weg in die Arme und Beine zu leiten. Das könnte dazu führen, dass Ihr Kind nicht den Sauerstoff bekommt, den es haben sollte. Bleiben Sie also während der Schwangerschaft in Bewegung, aber verausgaben Sie sich nicht.

## EINE GUTE HALTUNG

Viele Frauen leiden während der Schwangerschaft unter Rückenschmerzen. Mit der richtigen Körperhaltung können Sie diesen Schmerzen vorbeugen.

Stellen Sie sich vor, dass von jedem Ohrläppchen aus eine Schnur durch die Schultern und die Hüfte bis zu einem Punkt direkt hinter Ihren

Fußknöcheln verläuft. Halten Sie beim Stehen und Gehen den Kopf auf einer Linie mit diesen Schnüren. Wenn der Bauch im Laufe der Schwangerschaft immer schwerer wird, hilft Ihnen die Vorstellung der Schnüre, das Becken nicht nach vorn zu kippen. Damit vermeiden Sie einen gebückten Gang. Lehnen Sie Ihren Kopf aber auch nicht hinter die vorgestellten Schnüre, da Sie dabei den Bauch herausstrecken und ebenfalls in eine Fehlhaltung kommen.

Eine gute Haltung können Sie auch auf einem Gymnastikball üben. Auf ihm sitzen Sie aufrecht und trainieren gleichzeitig die Muskeln der Oberschenkel-Innenseiten und der Beckengegend. Sie können sich immer wieder für spezielle Übungen auf den Ball setzen oder ihn als Stuhlersatz benutzen.

Da sich Rückenschmerzen während der Schwangerschaft nicht immer ganz vermeiden lassen, möchte ich Ihnen nun eine Übung vorstellen, die Ihre Schmerzen lindert. Die Übung nennt sich „Beckenwiege“ und kann auf zwei verschiedene Arten durchgeführt werden.

**Beckenwiege I**

Stellen Sie sich etwa einen halben Meter hinter einen Stuhl. Halten Sie sich an der Lehne fest und beugen Sie leicht die Knie. Kippen Sie das Becken, sodass Sie gleichzeitig das Gesäß nach hinten strecken. Der Rücken bleibt dabei gerade. Die Unterleibsmuskeln lassen Sie nun für einige Sekunden ganz locker. Schwanken Sie begleitend ein wenig hin und her.

Beugen Sie die Knie noch etwas mehr und kippen Sie das Becken in die andere Richtung, sodass Sie Ihr Gesäß nach vorn strecken. Wiederholen Sie die Übung einige Male.

**Beckenwiege II**

Sie können in den ersten Monaten der Schwangerschaft auch eine liegende Position bei der Beckenwiege einnehmen. Das Liegen auf dem Rücken wird erst mit fortschreitender Schwangerschaft unangenehm.

Legen Sie sich auf den Rücken und winkeln Sie die Knie an. Spannen Sie nun die unteren Bauchmuskeln und die Gesäßmuskeln an. Dabei hebt sich Ihr Steißbein und die Lendenwirbelsäule drückt auf die Unterlage. Halten Sie die Spannung für einige Sekunden und entspannen Sie wieder. Machen

Sie während der Übung den Rücken so rund wie möglich und wiederholen Sie sie mehrere Male.

Tipp: Auch nach der Geburt ist diese Übung bestens dafür geeignet, den Bauch wieder zu straffen.

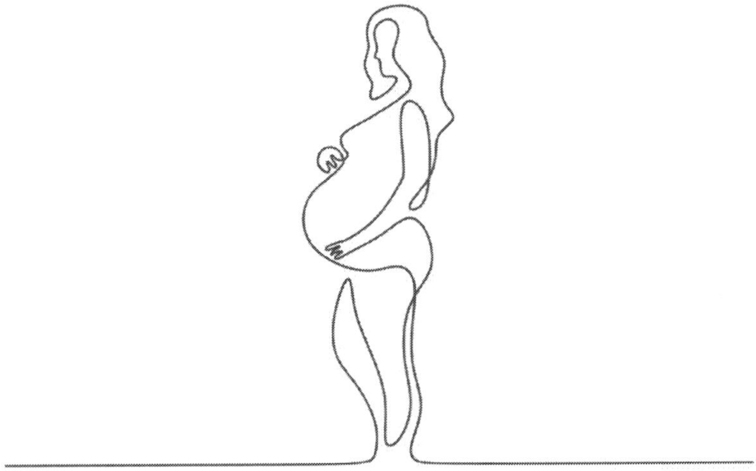

# DIE GEBURT STEHT BEVOR – CHECKLISTE FÜR EINE OPTIMALE VORBEREITUNG

Bevor ich Ihnen eine Checkliste an die Hand gebe, mit der Sie rundum auf Ihre Geburt vorbereitet sein werden, möchte ich Ihnen noch einmal die Kernphilosophie des Hypnobirthing ins

Gedächtnis rufen. Eine entspannte, realistische Einstellung zur Geburt ist einfach die Grundlage für alles, was Sie tun.

Die Geburt ist die natürlichste Sache der Welt. Zu allen Zeiten haben Frauen selbst unter widrigen Bedingungen und ganz allein, Ihr Kind geboren, noch bevor es Kaiserschnitte und Co. gab. Die Geburt ist in ihrer ureigenen Natur ein natürliches und emotional überwältigendes Erlebnis. Sie werden sie im positiven Sinne nie vergessen. Es ist schade, wenn Medikamente Sie über einen großen Teil dieses wunderbaren Erlebnisses hinweg betäuben und Sie den schönen Moment, wenn Ihr Kind das Licht der Welt erblickt, gar nicht bewusst wahrnehmen können.

In der Schwangerschaft werden Ihnen sicher einige dramatische Geschichten über die Geburt zu Ohren kommen. Nach der Lektüre dieses Buches wissen Sie jedoch, dass Ihr Geist eine große Macht besitzt. Ihre mentale und emotionale Ausrichtung bestimmen sehr stark, wie sanft die Geburtswellen und die Geburt verlaufen werden. Zuversicht und Ruhe haben so einen enorm starken Einfluss auf den Geburtsverlauf, dass es schade ist, wenn nicht jede Frau darüber Bescheid weiß. Ich verspreche nicht, dass es überhaupt keinen Schmerz und niemals Komplikationen geben wird, wenn Sie Hypnobirthing anwenden. Doch ich kann Ihnen versichern, dass alles, was Sie während der Schwangerschaft geistig und körperlich für eine schöne Geburt tun, einen positiven Effekt haben wird, auch wenn es nur der Effekt ist, dass Sie mit weniger Komplikationen konfrontiert werden als es ohne Hypnobirthing der Fall gewesen wäre.

Gerade weil die Philosophie des Hypnobirthing so einfach und natürlich ist, wird diese Methode kaum von Ärzten und Geburtshelfern angezweifelt. Sie ist kein neumodisches Konzept, das erst getestet werden muss. Sie beinhaltet nur Wissen, das seit Anbeginn der Menschheit in uns ist und nur wieder hervorgeholt werden muss. Sie können Hypnobirthing mit jeder Geburtsmethode und in jedem Geburtsumfeld, das Sie wählen, durchführen. Auch, wenn die Geburt eine etwas größere Herausforderung werden sollte, als Sie sich gewünscht haben, können Sie mit Hypnobirthing viel besser diese Herausforderung meistern.

Auch, wenn Sie medikamentös behandelt werden und andere medizinische Interventionen nötig sind, können Sie Hypnobirthing-Techniken anwenden, um die Geburt zu unterstützen. Hypnobirthing steht einer konventionellen medizinischen Behandlung demnach nicht im Wege. Es wird Ihnen nicht eingeredet, dass Sie die konventionelle Medizin überhaupt nicht mehr brauchen und meiden sollen. Die Methode ist integrativ und nicht absolut ausschließend. Hypnotherapeuten verteufeln die Maßnahmen der konventionellen Medizin nicht. Ein Kaiserschnitt ist weiterhin ein notwendiger Eingriff, wenn es Komplikationen gibt. Gerade bei Zwillingsgeburten kann er häufiger das letzte Notmittel sein und viele Frauen waren bereits dankbar für diese letzte Option.

Hypnotherapie ist einfach ein holistisches Konzept, das in Ihnen das Wissen vergangener Generationen hervorholen will, sodass Sie wieder auf Ihre eigenen weiblichen Kapazitäten vertrauen und nicht *nur* auf die moderne Medizin. Ihr Körper ist ein Wunder und hat alles, was Sie für das Wunder der Geburt brauchen. Sie haben so unglaublich viele Fähigkeiten in sich. Und denken Sie daran, was Frauen alles leisten können. Tragen Sie in sich das schöne Bild einer freudvollen, optimal verlaufenden Geburt, nach der Sie Ihr Baby in den Armen halten. Die Techniken des Hypnobirthing bieten Ihnen das Geschenk, das Sie sich Ihr Leben lang an die Geburt und an den ersten Moment, in dem Sie Ihr Kind gesehen haben, erinnern. Es bietet Ihnen die Möglichkeit, diesen Moment ganz *bewusst* zu erleben. Freuen Sie sich auf ihn.

## Checkliste für Ihre Geburt

Die beste Möglichkeit, mit der Sie für eine schöne und gesunde Geburtserfahrung sorgen, ist eine optimale Vorbereitung und Planung. Als erstes sollten Sie sich mit Ihrem Partner zusammensetzen und eine Geburtswunschliste erstellen. Nur so können auch das Krankenhauspersonal und die Geburtsbetreuer wissen, worauf Sie achten sollen.

### 1. Ihre Wünsche für die Geburt

Sprechen Sie frühzeitig mit Ihrer Hebamme und Ihrem Arzt über Ihre Geburtswünsche. Um sicherzugehen, das alles läuft wie Sie es wünschen, sollten Sie die Wünsche in Form einer Liste zusätzlich schriftlich festhalten.

Wenn Sie sich für eine Geburt im Krankenhaus entschieden haben, sollten Sie mehrere Kopien Ihrer Wunschliste anfertigen und darum bitten, dass jedes mögliche Betreuungsteam eine Kopie erhält. Wenn Sie Ihr Kind im Geburtshaus zur Welt bringen möchten, sollten Sie Ihrer Hebamme und jedem Geburtsbetreuer eine Kopie Ihrer Liste aushändigen und Sie durchsprechen. Jeder, der bei Ihrer Geburt anwesend ist, sollte um Ihre

Wünsche wissen und Sie im Vorfeld akzeptieren, sodass Sie nicht in einer Atmosphäre voller Spannungen und gegensätzlicher Vorstellungen gebären. Stellen Sie sicher, dass alle an einem Strang ziehen und Sie nicht in ein Wirrwarr aus Ratschlägen verstrickt werden. Generell ist es gut, dass so wenige Personen wie möglich und nötig bei der Geburt anwesend sind. Stellen Sie sich vor, welche Atmosphäre Sie bei Ihrer Geburt haben möchten. Was sehen Sie vor sich? Gedämpftes Licht, entspannende Musik, Vertrautheit, keine Störungen und Ihr Partner an Ihrer Seite? Dann legen Sie diesen Wunsch mündlich und schriftlich als Ziel fest.

Mit der Wunschliste möchten Sie sich nicht gegen Ihre medizinischen Betreuer oder die üblichen Verfahren des Krankenhauses oder Geburtshauses stellen. Daher darf die Sprache, in der die Wünsche verfasst sind, nicht fordernd sein. Lassen Sie Ihre medizinischen Betreuer darin auch wissen, dass sie Ihre volle Unterstützung für medizinisch notwendige Maßnahmen haben.

Wenn Sie an einem Hypnobirthing-Kurs teilnehmen, wird Ihr Kursleiter Ihnen ein entsprechendes Arbeitsblatt und einen Brief für Ihre medizinischen Betreuer aushändigen.

**2. Besuche in der gewählten Geburtseinrichtung**

Es ist sinnvoll, wenn Sie sich das Krankenhaus oder Geburtshaus, in dem Sie gebären wollen, mit Ihrem Geburtsgefährten zusammen ansehen. Sprechen Sie wenn möglich mit dem Personal und schauen Sie sich alle relevanten Örtlichkeiten an. Fragen Sie, welche Eingänge Sie benutzen sollten, wenn Sie vor oder nach den normalen Öffnungszeiten kommen. Sie sollten genau wissen, wo die Anmeldung und die Aufzüge sind, sodass Ihnen der Ort Ihrer Geburt möglichst vertraut ist und Sie nicht das Gefühl haben, in einem Chaos von Gängen und Räumen verloren zu sein.

Äußern Sie beim Personal den Wunsch, dass Sie eine entspannte Geburt mit Hypnobirthing planen. Achten Sie darauf, dass dies in den Akten vermerkt wird. Lassen Sie eine Kopie Ihrer Geburtswunschliste da und bitten Sie darum, dass diese ebenfalls zu Ihrer Akte kommt. Um zu testen, wie lange der Weg zur Einrichtung dauert, können Sie ihn gemeinsam mit Ihrem Partner abfahren. Machen Sie das am besten bei verschiedenen Bedingungen, zu Stoßzeiten oder sonntags. Vielleicht entdecken Sie dabei noch eine andere Strecke, die nicht so stark befahren ist.

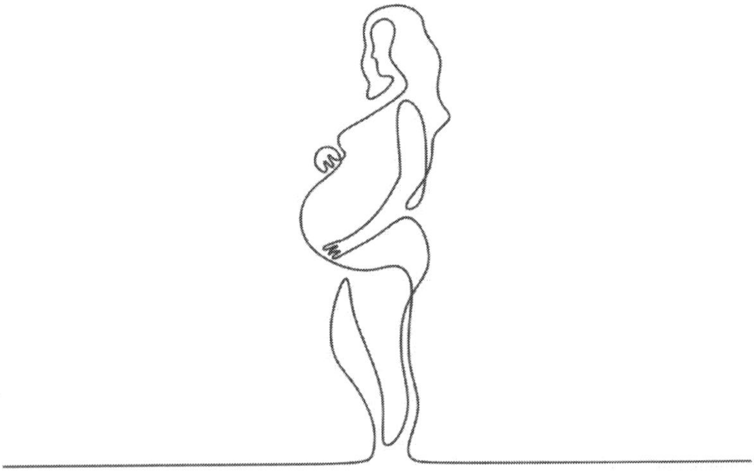

# DIE GEBURT

Es ist nicht ganz sicher, was der letztliche Auslöser der Geburt ist. Wissenschaftler vermuten, dass das Hormon Oxytocin dafür verantwortlich ist. Sie sollten diesen natürlichen Vorgang nicht stören, indem Sie sich chemische Mittel als „Starthilfe" geben lassen oder um aussetzende und unregelmäßig werdende Geburtswellen zu verstärken. Ein Eingriff in den natürlichen Ablauf Ihres Körpers kann tatsächlich das Gegenteil bewirken und die Geburt, wie Sie sie geplant haben, stören.

Falls das medizinische Personal Ihnen zu einer künstlichen Geburtseinleitung oder einer Intervention bei aussetzenden Wehen rät, dann sollten Sie und Ihre Geburtsgefährte freundlich ablehnen, solange keine medizinische Notwendigkeit besteht. Erklären Sie, dass Sie weiterhin zu Ihren ursprünglichen Geburtswünschen stehen und keine Eile haben.

Eine Öffnung der Fruchtblase, ein Vaginalgel oder die Gabe synthetischer Geburtshormone garantiert darüber hinaus nicht, dass der Geburtsverlauf voranschreitet, einfach weil Ihr Körper und Ihr Kind für den Geburtsprozess noch nicht ganz bereit sind. Halten Sie sich auch vor Augen, dass die Entwicklung der Gehirnzellen in den letzten acht Schwangerschaftswochen beschleunigt wird und es schon allein aus diesem Grund sinnvoll ist, die Geburt nicht vor dem natürlichen Abschluss der Entwicklungszeit einzuleiten.

Wenn Sie Geburtsbetreuer gewählt haben, denen Sie voll und ganz vertrauen, können Sie sicher sein, dass sie das Angebot eines Wehentropfes oder einer künstliche Einleitung nur dann aussprechen, wenn eine wirkliche medizinische Indikation besteht.

Nur bei folgenden Anzeichen sollten Sie medizinischen Rat einholen und bei dringender Notwendigkeit eine medizinische Intervention zulassen:

- Verringerte Kindsbewegung für mehr als sechs Wochen
- Strenger Geruch oder grün-braune Farbe (Kindspech) im Fruchtwasser
- Starke vaginale Blutungen
- Verfrühtes Einsetzen der Geburt (drei oder mehr Wochen vor dem errechneten Termin)
- Größere Zeitspanne seit Öffnen der Fruchtblase, ohne dass der Geburtsverlauf beginnt
- Infektionen oder Fieber
- Anhaltende Übelkeit und Durchfall
- Sehr dunkler Urin
- Schwindelgefühl oder verschwommene Sicht
- Starke Schwellung der Hände, Knöchel, Füße oder des Gesichts
- Anhaltende starke Kopfschmerzen

- Anzeichen dafür, dass die Nabelschnur hervortritt oder eingeklemmt wird

Wenn keines dieser Symptome vorhanden ist, können Sie eine Geburt mit folgenden natürlichen Mitteln einleiten:

- Vermehrtes Gehen
- Scharfes Essen (mexikanische oder italienische Gerichte)
- Geschlechtsverkehr (Sperma enthält das Hormon Prostaglandin, das den Gebärmutterhals weich macht)
- Warmes Baden
- Akupressur oder Akupunktur

**Körperpositionen während der Geburt**

Es kann sein, dass für Ihre Geburt keine Notwendigkeit besteht, eine der folgenden Geburtspositionen einzunehmen. Schließlich ist die Geburt kein Gymnastikprogramm und kann allein durch richtiges Atmen und Entspannen geschehen. Wenden Sie die Geburtsatmung an, um die Abwärtsbewegung Ihres Kindes zu unterstützen. Sie müssen im Prinzip nichts verändern, bis die Abwärtsbewegung abgeschlossen ist und Ihr Kind sichtbar wird.

Wenn Sie sich aber in einer oder mehrerer der unten beschriebenen Positionen wohler fühlen und das Gefühl haben, Ihr Kind damit besser unterstützen zu können, sollten Sie diese anwenden. Alle Positionen, die ich Ihnen vorstelle, können die Verbreiterung des Geburtswegs fördern und den Geburtsverlauf verkürzen. Bevor Sie einen Dammschnitt benötigen, ist es auf jeden Fall erst einmal ratsam, die Geburtsposition zu wechseln.

Denken Sie immer daran, dass die eine Geburtsposition, die Ihnen eventuell als Standard vom medizinischen Personal empfohlen wird, nicht der Weisheit letzter Schluss ist. Die Standardpositionen, die Sie vielleicht aus dem Fernsehen kennen, waren eine Zeitlang einfach die besten, um dem medizinischen Personal den Einsatz technischer Geräte und Instrumente zu erleichtern. Die Geburtsmethoden haben sich etwas geändert, aber die Positionen blieben einfach gleich, manchmal ohne dass die Frauen über weitere Möglichkeiten aufgeklärt werden. Die Position, in der Sie flach auf dem Rücken liegen und die Beine nach oben gebeugt

Wenn es entlastender für Sie ist, können Sie sich beim Vierfüßlerstand auch über einen Gymnastikball lehnen. Statt auf dem Boden, lässt sich der Vierfüßlerstand ebenfalls im Krankenhausbett einnehmen. Die Betten können häufig dementsprechend angepasst werden.

**Der gestützte Stand**

Wie beim Frosch nutzen Sie im gestützten Stand optimal die Schwerkraft. Ihr Geburtspartner lehnt an einer Wand und breitet die Arme aus. Lehnen Sie sich gegen ihn und legen Sie Ihre Unterarme auf seine. Sowohl Sie als auch Ihre Partner sollten die Knie leicht beugen.

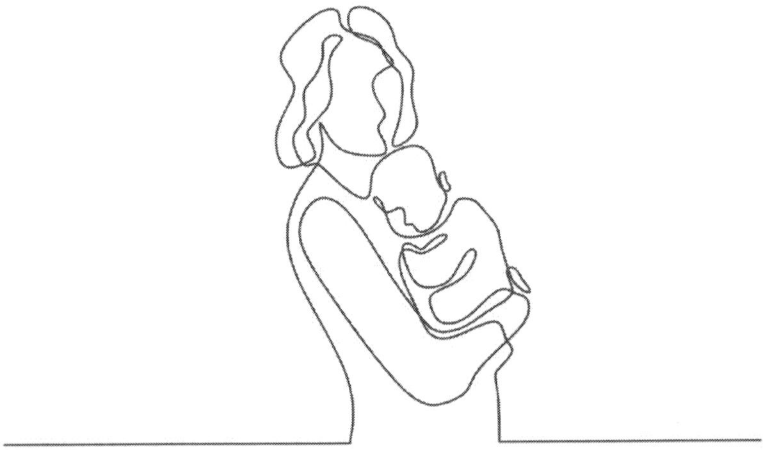

# NACH DER GEBURT

Wenn der langersehnte Moment endlich da ist, dass Ihr Kind das Licht der Welt erblickt, wird sich in den nächsten Wochen und Monaten Ihre Lebensweise ganz schön verändern. Es ist wichtig, dass Sie gerade in den ersten drei Monaten besonders auf Ihr Kind eingehen. Vermeiden Sie Störungen wie Verwandtenbesuche und ständige Haushaltspflichten. Geben Sie so viel Hausarbeit wie möglich an ihren Partner, Ihre Eltern oder eine Haushaltshilfe ab. Sie haben als Mutter genug damit zu tun, Ihr Kind kennenzulernen, seinen Bedürfnissen nachzukommen und für sich selbst zu sorgen. Planen Sie am besten bereits vor der Geburt, wer für die ersten Wochen welche Tätigkeiten im Haushalt leisten kann.

Ihr Kind braucht jetzt vor allem Mutter und Vater. Viele Besuche würden es verunsichern. Denken Sie daran, dass Ihr Kind bis vor kurzem in Ihrem warmen, sicheren Bauch war und sich an die neue Welt erst gewöhnen muss. Tragen Sie es so viel wie möglich an Ihrem Körper. Wenn es längere Zeit allein in einem Bett liegt und keine Geräusche vernimmt, weiß es nicht, wo Sie sind und bekommt Angst, da es doch vollständig auf Sie angewiesen ist. Nutzen Sie die Anfangszeit mit Ihrem Kind so intensiv wie möglich und haben Sie keine Sorge, dass Sie es zu sehr verhätscheln. Wenn Sie die Bedürfnisse Ihres Kindes erkennen, bevor es zu weinen beginnt, wird es lernen, dass Sie sich ihm widmen werden, ohne dass es sich lautstark bemerkbar machen muss.

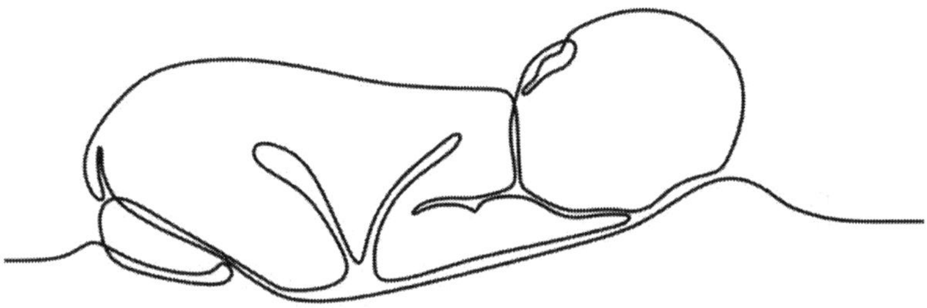

# MYTHEN UND WAHRHEITEN ÜBER HYPNOBIRTHING

## MYTHEN

Die meisten Menschen haben klischeehafte Vorstellungen von Hypnose. Das ist nicht ungewöhnlich, da Fernsehen und andere Medien diese Klischees häufig nähren. Lassen Sie sich dadurch nicht von der wunderbaren Methode des Hypnobirthing abhalten, weil Sie ein falsches Bild der Hypnose in sich tragen. In diesem Kapitel möchte ich ganz gezielt die gängigsten Mythen, die um die Hypnose kursieren, auflösen und Ihnen die Wahrheit über diese überaus heilsame Methode vermitteln.

## HYPNOSE IST FÜR BÜHNENSHOWS

Das erste Mal, dass Sie Hypnose „erlebt“ haben war sicher durch eine Bühnenshow live oder im Fernsehen. Sie haben gesehen, wie ein Hypnotiseur die Person unter Hypnose zu allen möglichen merkwürdigen Handlungen gebracht hat. Der Hypnotiseur war der Herr des gesamten Geschehens. Die Hypnose, die zu Unterhaltungszwecken durchgeführt wird, hat jedoch nichts mit der Hypnotherapie zu tun. Der eigentliche Sinn und Zweck der Hypnose ist es, Menschen zu helfen, Ängste und Zwänge zu überwinden, Ihr Verhalten zu verstehen und es tief aus dem Inneren heraus selbst zu ändern. Die Klienten erforschen unter dem tiefenentspannten Zustand der Hypnose Ihr Innenleben und erhalten Zugang zu Ihren ureigenen Ressourcen.

Die Wirkung von Hypnose wurde mehrfach wissenschaftlich belegt und ist offiziell als Bestandteil einer Psychotherapie anerkannt. Die meisten von uns erleben täglich eine Form der Hypnose. Geht es Ihnen nicht auch so, dass Sie bei Autofahrten auf Strecken, die Sie gut kennen, die Schilder und Ampeln nicht bewusst wahrnehmen, sondern rein automatisch beachten, während Sie im Geist ganz woanders sind? Sie haben sozusagen auf Autopilot geschaltet. Dieser Zustand wird Alpha-Zustand genannt und soll als Ziel auch in der Hypnose erreicht werden. Er ist die totale Entspannung, bei der Sie freien Zugang zu den Botschaften in Ihrem Inneren erhalten.

## HYPNOSE IST HOKUSPOKUS

Hypnose und Hypnotherapie wird nicht von abgehobenen „Hippies“ angewendet, die irgendeinen Hokuspokus oder gar Voodoo praktizieren und Ihre Kinder nackt im Wald gebären. Diese merkwürdigen Vorstellungen herrschen leider noch viel zu oft vor. Hypnose ist kein Hokuspokus eines Hypnotherapeuten, sondern ein tief entspannter Zustand, in dem Ihr Körper endlich die Möglichkeiten sieht, sich selbst zu helfen. Niemand übt irgendeinen Voodoo-Zauber auf Sie aus.

Die falschen Vorstellungen über Hypnose setzen den Wert einer sehr wirksamen Therapie herab, die jährlich Tausenden von Menschen hilft. Seit Jahren gilt sie als Standardbehandlung in der Psychotherapie und wird immer beliebter und bekannter, seit die Menschen sich der engen Verbindung, die Geist und Körper haben, mehr und mehr bewusst werden. Die meisten Menschen wissen, dass Stress Krankheiten erzeugt. Doch auch andere Verhaltensweisen und Emotionen sind für Krankheiten verantwortlich. Das ist es, was wir uns noch mehr bewusst machen müssen.

Hypnose lässt uns die Ursache unserer Emotionen, Glaubenssätze und Verhaltensweisen erkennen und ebnet so den Weg für mentale und physische Gesundheit. Hypnose ist so unglaublich wirksam, weil der Hypnotherapeut mit unserem Unterbewusstsein kommuniziert. Das ist der Teil unseres Bewusstseins, mit dem wir laut wissenschaftlichen Forschungen 95 Prozent unserer Entscheidungen treffen.

## HYPNOSE WIRD BEI MIR NICHT FUNKTIONIEREN

Hypnose wirkt bei jedem, der ernsthaft seine Gedanken, Glaubenssätze und Verhaltensweisen ändern möchte. Sie können nicht gegen Ihren Willen hypnotisiert werden. Hypnose funktioniert nur, wenn Sie sie geschehen lassen wollen. Unser Geist ist ein mächtiges Instrument. Wenn wir es zu unserem Vorteil einsetzen, können großartige Dinge passieren. Die Voraussetzung ist, dass Sie die Hypnose aus freien Stücken wählen, so wie Sie jede andere Therapieform wählen würden.

## ICH HABE ANGST, DIE KONTROLLE ZU VERLIEREN

Unter Hypnose behalten Sie die volle Kontrolle über sich. Sie können zu jeder Zeit zu einem anderen Bewusstseinszustand zurückkehren. Sie werden unter Hypnose kein anderer Mensch. Ihr Verhalten und Ihre Wortwahl spiegeln Ihr ureigenes Wesen wider. Es werden Ihnen keine fremden Moralvorstellungen oder Glaubenssätze aufgezwungen.

## ICH SCHLAFE BEI DER HYPNOSE VIELLEICHT EIN

Es ist möglich, dass Sie unter der Hypnose so entspannt sind, dass Sie einschlafen. Das passiert eher selten. Doch wenn es geschieht, ist es kein Drama und wird Ihnen nicht schaden. Ihr Unterbewusstsein, dass Sie mit der Hypnose erreichen wollen, ist immer wach und wird alles „mithören“ und aufnehmen, sodass die Hypnosesitzung auch wirkungsvoll ist, wenn Sie schlafen.

## EINE GEBURT IST SCHMERZHAFT

Eine Geburt muss nicht schmerzhaft sein. Ihr Körper ist darauf ausgelegt, zu gebären. In einem Hypnobirthing-Kurs lernen Sie die zahlreichen natürlichen Botenstoffe kennen, die der Körper während Schwangerschaft und Geburt produziert, um Ihren Körper in seinen Funktionen zu unterstützen. Schmerz ist typischerweise das Ergebnis langjähriger Glaubenssätze in Bezug auf die Geburt oder medizinischer Interventionen, welche die natürlichen Prozesse des Körpers stören. Mütter, die Ihre Kinder mit Hypnobirthing zur Welt bringen, brauchen keine oder weniger Schmerzmittel und benötigen seltener, medizinische Eingriffe. Viele Mütter berichten im Gegenteil von einer wunderbaren Geburt, weil sie ihrem Körper und ihrem Kind vertraut haben, dass sie wissen, was wann zu tun ist.

## EINE GEBURT MIT HYPNOBIRTHING IST NICHT IM KRANKENHAUS MÖGLICH UND BIRGT EIN GRÖẞERES RISIKO

Ich verspreche nicht, dass jede Geburt perfekt verlaufen wird, weil es zu viele Faktoren gibt, welche die Mutter und das Kind beeinflussen können. Dennoch ist und bleibt eine Geburt im Grunde eine natürliche Erfahrung. Daher bringen die meisten Mütter ihre Kinder ohne Komplikationen zur Welt. Hypnobirthing ist nicht riskanter als andere Geburtsmethoden. Das Gegenteil ist der Fall, weil Mütter, die mit Hypnobirthing gebären, die Signale Ihres Körpers und Ihres Kindes bewusster wahrnehmen. Sie können sowohl zu Hause als auch im Krankenhaus Ihr Kind mit Hypnobirthing zur Welt bringen, weil Hypnobirthing in jeder Geburtssituation angewendet werden kann. Die meisten Mütter benötigen für eine sanfte Geburt und ein gesundes Baby weder medizinische Interventionen noch eine komplexe Bildschirmüberwachung und Behandlung.

# WAHRHEITEN

## HYPNOSE ERZEUGT TIEFE ENTSPANNUNG

Wenn der Hypnotisierte in den Alpha-Zustand kommt, ist er sehr entspannt und auf sein Inneres fokussiert. Diese Tiefenentspannung ist die Voraussetzung, um Stress, Ängste und Muskelspannung zu vermindern. Beim Hypnobirthing nutzen Sie diesen entspannten Zustand, um sich mit Ihrem Baby zu verbinden und im Geburtsverlauf voranzukommen. Wenn Sie sich ganz auf Ihr Kind konzentrieren, bekommen Sie ein tiefes Verständnis der Verbindung zwischen Geist, Körper und Seele.

## IHR KÖRPER IST FÜR DIE GEBURT GESCHAFFEN UND HAT ALLES, WAS SIE BRAUCHEN

Der Körper führt täglich viele Funktionen aus, die sehr komplex sind und die Sie dennoch nicht bemerken. Er verdaut, lässt das Blut zirkulieren und führt Bewegungen aus, über die Sie nicht nachdenken müssen. Bei allem, was der Körper täglich tut, um uns am Leben zu halten, verspüren Sie keine Schmerzen.

Der Körper vollzieht so unglaublich viele Muskelkontraktionen ohne Schmerz zu erzeugen. Warum also soll unser Uterus schmerzen, wenn er kontrahiert? Er würde es nicht tun, wenn Sie ihn nicht aus Angst permanent während der Geburt verkrampfen würden.

Wenn Sie nun Medikamente und künstliche Hormone zu sich nehmen, fährt Ihr Körper darüber hinaus die Produktion eigener Hormone und anderer wichtiger Substanzen herunter. Das behindert den Körper zusätzlich in seinen ureigenen Funktionen. Mit Hypnobirthing stoppen Sie den Kreislauf aus Angst, Spannung und Schmerz.

## ANGST IST DIE URSACHE FÜR SCHMERZEN BEI DER GEBURT

Im Jahr 1912 entdeckte Dr. Grantly Dick-Read den Angst-Spannungs-Schmerz-Zyklus bei der Geburt. Als einmal eine Frau von ihm angebotene Schmerzmittel ablehnte, fragte er sie nach der Geburt, warum sie sich nicht helfen lassen wollte. Ihre Antwort war, dass die Geburt nicht schmerzhaft gewesen sei. Das veränderte für immer Dr. Dick-Reads Sicht auf die Geburt. Er fand heraus, dass Frauen, die Schmerzen erwarteten, auch welche bekamen. Umgekehrt erlebten Frauen, die nicht an Schmerzen während der Geburt glaubten, in den meisten Fällen auch keine. Vor allem junge Mütter, die nicht wussten, was bei der Geburt auf sie zukommt, hatten sanfte Geburten ohne Komplikationen.

## MEDITATION, ENTSPANNUNG UND SELBSTHYPNOSE GIBT IHNEN DEN NÖTIGEN FOKUS AUF IHREN KÖRPER UND IHR KIND

Sie sind in Meditation und Hypnose, wenn Sie den Alpha-Zustand erreichen. In diesem Zustand richten Sie Ihre Aufmerksamkeit ganz auf Ihren Körper und Ihr Kind. Wenn Sie Meditation und Hypnose regelmäßig praktiziert haben, spüren Sie oft körperliche Veränderungen und können fühlen, wann Sie in die nächste Phase der Geburt kommen.

## MIT HYPNOBIRTHING SIND SIE WÄHREND UND NACH DER SCHWANGERSCHAFT MIT IHREM KIND SEHR VERBUNDEN

Wenn eine Mutter einen Zustand tiefer Entspannung und innerer Fokussierung erreicht, verbindet Sie sich mental, physisch und spirituell mit Ihrem Körper und Ihrem Kind. Das knüpft ein enges Band zwischen Mutter und Kind, lange bevor das Kind geboren wird. Sowohl die Mutter als auch ihr Baby können somit ihren Körper und Geist in eine perfekte Harmonie bringen.

Viele Mütter, die mit Hypnobirthing geboren haben, berichten, dass diese Verbindung ihnen ein Gefühl der Zufriedenheit und Sicherheit gegeben hat.

## BABYS, DIE MIT HYPNOBIRTHING GEBOREN WURDEN, SIND RUHIGER UND ZUFRIEDENER

Wenn ein Kind aus der warmen und sicheren Umgebung des Mutterleibs in die Welt geboren wird, ist das eines der traumatischsten Erfahrungen in seinem Leben. Rückführungen unter Hypnose haben gezeigt, dass der Mensch sich sehr wohl an seine Geburt „erinnert".

Diese Erfahrung ist in Geist und Körper gespeichert. Mütter, die ihr Kind mit Hypnobirthing zur Welt bringen, dürfen häufig erleben, dass ihr Kind ruhiger, fröhlicher und leichter zu besänftigen ist als Kinder, die unter medizinischen Eingriffen geboren wurden. Eine sanfte und friedliche Geburt hat eine dauerhaft positive Wirkung auf das Kind.

**BUCHEMPFEHLUNGEN**

ÄTHERISCHE ÖLE UND AROMATHERAPIE FÜR EINSTEIGER
Wie Sie Ätherische Öle anwenden können, um das Immunsystem zu stärken, Hormone natürlich zu regulieren und gesund abzunehmen. Inkl. über 150 Rezepte

Autor: Ava Sage

ISBN: 9798568565031

www.amazon.de/dp/B08NVGHKTL

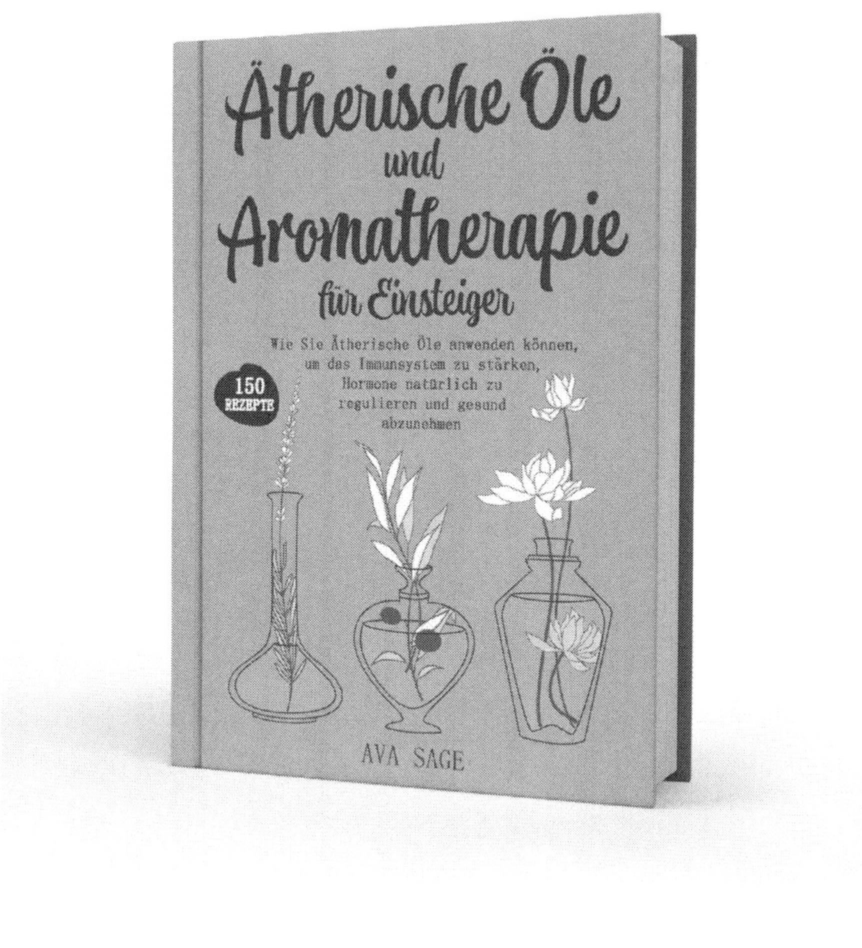

ÄTHERISCHE ÖLE UND AROMATHERAPIE FÜR KINDER
Wie Sie mit ätherischen Ölen ihrem Kind bei Konzentrationsschwierigkeiten, Schlafstörungen und vielem mehr helfen können. Inkl. über 120 Rezepte

Autor: Ava Sage

ISBN: 9798599747932

www.amazon.de/dp/B08TSCHNY9

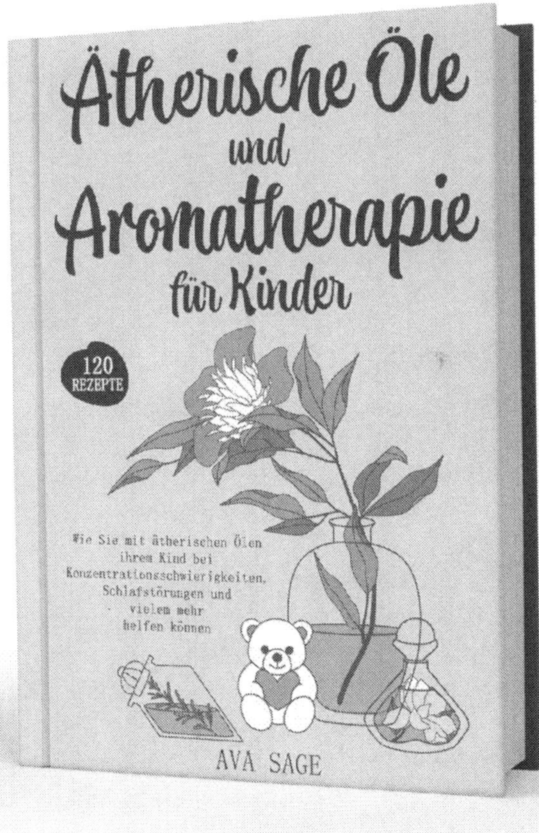

**Haftungsausschluss**

Die hier dargestellten Inhalte dienen ausschließlich der neutralen Information. Sie stellen keine Empfehlung oder Bewerbung der beschriebenen oder erwähnten diagnostischen Methoden, Behandlungen oder Arzneimittel dar. Der Text erhebt weder einen Anspruch auf Vollständigkeit noch kann die Aktualität, Richtigkeit und Ausgewogenheit der dargebotenen Information garantiert werden. Der Text ersetzt keinesfalls die fachliche Beratung durch einen Arzt oder Apotheker und er darf nicht als Grundlage zur eigenständigen Diagnose und Beginn, Änderung oder Beendigung einer Behandlung von Krankheiten verwendet werden. Konsultieren Sie bei gesundheitlichen Fragen oder Beschwerden immer den Arzt Ihres Vertrauens. Die Autorin übernimmt keine Haftung für Unannehmlichkeiten oder Schäden, die sich aus der Anwendung der hier dargestellten Information ergeben.

**Impressum**

Herausgeber: Kristina Naumovic, Jürgen-Töpfer-Str. 91, 22763 Hamburg

Printed in Germany
by Amazon Distribution
GmbH, Leipzig

24481042R00059